Dr. med. M. O. Bruker
Ilse Gutjahr
Fasten – aber richtig

Aus der Sprechstunde Band 21

*Überfülle dich nicht mit
allerlei niedlicher Speise
und friß nicht zu gierig;
denn viel Fressen macht krank,
und ein unsättiger Fraß
kriegt das Grimmen!*

JESUS SIRACH 37,32

Dr. med. M. O. Bruker
Ilse Gutjahr

Fasten – aber richtig

ISBN 3-89189-061-3
2. Auflage 1997
© 1995 by emu-Verlags-GmbH, Lahnstein
Alle Rechte, auch die des auszugsweisen Nachdrucks, der foto-
mechanischen Wiedergabe und der Übersetzung vorbehalten.
Zeichnungen: Wolfgang Makosch
Gesamtherstellung: Kösel, Kempten

„Saget mir doch, wer die wilden Waldtauben, Häher und Amseln gelehret hat, sich mit Lorberblättern zu purgieren und die Turteltäublein und Hühner mit St. Peterskraut? Wer lehret Hunde und Katzen das betaute Gras fressen, wann sie ihren Bauch reinigen wollen? Wer unterweiset die Schwalbe, daß sie ihrer Jungen blöder Augen mit Chelidonio arzeneien soll? Wer instruiert die Schlange, daß sie Fenchel esse, wann sie ihre Haut abstreifen will? Schier durfte ich sagen, daß ihr eure Künste und Wissenschaften von uns Tieren erlernet habt. Aber ihr freßt und sauft euch krank und tot, das tun wir Tiere nicht. Ein Löwe und Wolf, wann er zu fett werden will, so fastet er, bis er frisch und gesund wird."

So antwortet Simplicius Simplicissimus seinem Herrn in J. J. C. von Grimmelshausens Roman „Der Abentheuerliche Simplicissimus" (1669).

Inhaltsverzeichnis

Vorwort	11
Kulturelle Tradition des Fastens	15

Reisfasten, Saftfasten, Obstfasten, Heilfasten, modifiziertes Fasten, Schleimfasten ... 23
- Führen wirklich alle Wege nach Rom? 23

Weniger ist mehr oder
Wie war es eigentlich früher? ... 35
- Hindhede, der Pionier aus Dänemark . 38
- Hufeland ... 43
- Grütze und hartes Brot. ... 47
- Hunsa ... 51

Fasten ist Neubeginn ... 53
- Was soll mit dem Fasten erreicht werden? ... 56
- „Schlacken" gibt es nicht ... 58
- Die Entdeckungen von Prof. Dr. Lothar Wendt ... 59

Fasten bei Krankheiten ... 63
- Fieberhafte Infekte ... 64
- Rheuma, Arthritis, Arthrose, Ischias, Bandscheibenschäden, Erkrankungen des Bewegungsapparates ... 65

– Gicht	66
– Diabetes	69
– Gefäßerkrankungen	71
– Hauterkrankungen	73
– Übergewichtigkeit, Fettsucht (Adipositas)	74

Fanatismus schadet nur 81

Wie lange fastet man? 82

Fasten-Euphorie oder **Gibt es Wunderheilungen?** 84

Besonderheiten beim Fasten	86
– In welcher Jahreszeit sollte am besten gefastet werden?	89
– Kann man von einem auf den anderen Tag mit Fasten beginnen?	89
– Ist eine gründliche Darmentleerung nötig?	89
– Wieviel soll der Fastende trinken?	90
– Regelmäßiges Wiegen bei Übergewichtigen?	91
– Welche Hautpflege ist zu empfehlen?	92
– Was hilft bei Mundgeruch?	93
– Fasten und Medikamente	95
– Bewegung während des Fastens	95
– Frieren während des Fastens	96
– Wird die Leber während des Fastens besonders belastet?	99

- Sonnenbäder 100
- Sauna und Fasten................. 100
- Fastenkrisen...................... 105
- Was ist während des Fastens
  nicht erlaubt?..................... 108

Fastenerfahrungen zu Hause 111

Der große Fastenmarsch 117

Fastenbrechen 139

Die neue Lebensweise 145

**Frischkornbrei –
die tägliche Notwendigkeit** 151
- Rezept 152

Schlußbetrachtung 154

Stichwortverzeichnis 159

Literaturnachweis 163

Vorwort

Glauben Sie mir, liebe Leserinnen und Leser, eigentlich wollte ich mit dem Bücherschreiben allmählich aufhören. In meinem Alter (1909 geboren), so meine ich, sollte mir dies erlaubt sein, denn ich denke, daß ich aus meiner mehr als 60jährigen ärztlichen Erfahrung in Klinik und Praxis alles Wesentliche über Ursachen und Verhütung von Krankheiten gesagt und geschrieben habe. Da ich aber immer noch aktiv bin und im Rahmen der von mir gegründeten Gesellschaft für Gesundheitsberatung GGB e.V. in Lahnstein in den neuen Räumen unseres Gesundheitszentrums, Taunusblick 1a, interessierte Menschen ausbilde und informiere sowie ärztlichen Rat aus ganzheitlicher Sicht erteile, entstehen immer wieder lebhafte Diskussionen und umfangreiche Korrespondenz. So wurde in den letzten Jahren immer stärker der Wunsch an mich herangetragen, eine kleine Abhandlung über das Fasten zu schreiben. Mein Argument, daß es ausreichend gute Literatur darüber gäbe, wurde meistens mit der Bemerkung vom Tisch gewischt: „Aber jeder schreibt etwas anderes und Widersprüchliches, so daß man ganz verunsichert ist und nicht weiß, was denn nun eigentlich richtig ist."

Nachdem ich mich im Blätterwald nochmals umgesehen habe, muß ich den Anfragenden Recht geben. Da wird mit Vorschlägen und Begriffen von Laien und „Experten" geradezu herumgeworfen. Und wenn ein „Dr. med." für eindeutig Falsches verantwortlich zeichnet, muß man in zahlreichen Fällen von Verantwortungslosigkeit gegenüber Ratsuchenden und Patienten sprechen.

Fasten, auch als „Operation ohne Messer" bezeichnet, war während meiner klinischen Tätigkeit immer wieder angezeigt – aber gelegentlich auch in der ambulanten Sprechstunde – und wurde mit Erfolg durchgeführt.

Die unübersichtlich vielen „modernen" Methoden, die heute in Umlauf sind, haben damit allerdings nicht viel gemeinsam.

Lesen Sie selbst, was alles unter „Fasten" firmiert, warum man in vielen Fällen besser nicht von Fasten sprechen sollte, wann Fasten angezeigt ist und wann nicht und wie man das Fasten und Fastenbrechen richtig durchführt.

Darüber hinaus erfahren Sie in diesem Buch etwas über außergewöhnliche Menschen, die den Mut hatten, andere (schwierigere) Wege zu beschreiten, nachdem sie erkannt hatten, daß damit eine bessere Lebensqualität zu erreichen sei.

Vielleicht überdenken Sie nach Studium

dieser Literatur Ihre Lebensweise und beschließen eine positive Veränderung? Das würde mich freuen, denn das Leichte kann jeder machen, aber das Schwierige, das will gelernt und getan sein!

Lahnstein,   Dr. med. M. O. Bruker
Februar 1995   Arzt für innere Medizin

Die obigen Worte sind zeitlos und haben daher auch heute noch Gültigkeit.

Lahnstein, 1997   Dr. med. M. O. Bruker
                                   Arzt für innere Medizin

*Meine Religion lehrt mich,
daß wir immer dann,
wenn wir eine Notlage nicht beheben können,
fasten und beten müssen.*

MAHATMA GANDHI

Kulturelle Tradition des Fastens

Die etymologische (sprachgeschichtliche) Bedeutung des Wortes „Fasten" weist auf den Begriff „fest" hin, eigentlich „an den (Fasten-) Geboten festhalten". Es ist in allen Kulturen bekannt.

In allen Religionen ist das Fasten ebenfalls weit verbreitet. Darunter wird die individuell oder gemeinschaftlich vollzogene Abstinenz von bestimmten Nahrungsmitteln und Getränken, zum Teil aber auch die völlige Enthaltung von Nahrung verstanden. In einigen Religionen dient das Fasten der Buße, der inneren Einkehr, der Vorbereitung, insbesondere auf den Genuß ‚heiliger' Speisen.

Besonders strenge Vorkehrungen gelten in der indischen Religion im Dschainismus. Er beruht auf einer streng asketischen Erlösungslehre. Das Fasten spielt dabei eine große Rolle. Askese und Meditation – so die Lehre – können das Karma aufheben und die individuellen Seelen aus den Fesseln der Materie befreien. Oberstes Prinzip der Lehre ist das absolute Verbot des Tötens von Lebewesen. Als besonders verdienstvoll gilt, seinem Leben durch Fasten ein Ende zu setzen.

Im Alten und im Neuen Testament wird das Fasten mehrmals erwähnt. Fasten gehörte mit dem Gebet zusammen. So fastete man am Versöhnungstag (3./4. Mose). Der dort verwendete Begriff „kasteien" (lat. castigare = züchtigen) bedeutet ebenfalls „enthaltsam leben", „sich Entbehrungen auferlegen". David fastete in Todesangst um sein Kind, Daniel in Buße und Zurüstung zum Empfang der Offenbarung. Das ganze Volk fastete bei Katastrophen. Manchmal wurde sogar das Trinken verboten. Jesus fastete 40 Tage in der Wüste.

Die junge Christengemeinde übernahm das Fasten zum Beispiel als Vorbereitung auf die Taufe. Seit etwa 300 n. Chr. bürgerten sich besondere Fastenzeiten ein. In der Passionszeit wurde 40 Tage gefastet und vor den hohen Festtagen Ostern und Weihnachten.

In den Kirchen des Ostens (Orthodoxe Kirchen) gibt es mehrere Fastenzeiten und Fasttage. Das Fasten besteht dort in der Abstinenz von Fleisch, Eiern, Milch, Butter, Käse und anderen Milchprodukten sowie Öl und Wein. Eine Mengeneinschränkung bei dem Verzehr der noch erlaubten Speisen ist nicht vorgeschrieben.

In der jüngsten der großen Weltreligionen, dem Islam, ist Ramadan der Fastenmonat. Den Muslimen (Anhänger des Islam) ist in diesem

Monat vom Morgengrauen bis zum Sonnenuntergang jeder leibliche Genuß, wie Essen, Trinken, Rauchen, verboten. Zur Nachtzeit finden jedoch vielfach Andachten und Festlichkeiten statt.

In der katholischen Kirche unterscheidet man Fasttage und Abstinenztage. An den Fasttagen ist es erlaubt, am Morgen und Abend etwas zu essen (wenig!). Abstinenztage sind alle Freitage; Fast- und Abstinenztage sind: Aschermittwoch, die Freitage und Samstage der 40tägigen Fastenzeit, die Quatembertage, die Tage vor Weihnachten, Pfingsten, Mariae Himmelfahrt und Allerheiligen. Quatembertage sind im Katholizismus Bet- und Danktage für die Früchte der Erde und das menschliche Schaffen. Die Termine werden von den Bischofskonferenzen bestimmt. An den Abstinenztagen ist der Genuß vom Fleisch warmblütiger Tiere verboten. Bloße Fastentage sind alle übrigen Tage der 40tägigen Fastenzeit außer den Sonntagen.

Zum Fasten sind alle Kirchenangehörigen vom 21. bis 60. Lebensjahr, zur Abstinenz ist man vom 7. Lebensjahr an verpflichtet. Allgemeine und besondere Ausnahmen sind zugelassen (Krankheit, Urlaub usw.).

Es soll aber mindestens ein spürbares Opfer geleistet werden. Seit 1966 liegt eine neue Buß- und Fastenordnung vor. Zu den gebotenen Fastentagen zählen danach nur noch Aschermittwoch und Karfreitag. Von den älteren Generationen wird der Freitag der Woche auch heute noch bedacht. Man verzichtet an diesem Tag auf den Verzehr von Fleisch und ißt statt dessen Fisch.

In der evangelischen Kirche kennt man eine Fastenzeit in der vorgenannten Form nicht. Die Passionszeit vor Ostern wird als Zeit der Einkehr, der Buße angesehen. Vergnügungen (Tanzen, Kino, Festlichkeiten) galten bei der alten Generation bis Mitte dieses Jahrhunderts in den sogenannen „stillen Wochen" noch als verpönt. Martin Luther bezeichnete das Fasten als „eine feine äußerliche Zucht", sprach ihm aber alles Verdienstliche ab. Als „gutes Werk", um Gott zu versöhnen, wurde das Fasten in der evangelischen Kirche nie betrachtet, sondern in dieser Form abgelehnt. Nach der Reformation wurde dem Fasten in der evangelischen Kirche immer weniger Raum gegeben.

An Stelle des Fastens und der legalistischen Betrachtungsweise wird heute in beiden Kirchen auf die sozialen Aspekte christlicher Bußgesinnung hingewiesen (Hilfe für die Dritte Welt, Hilfe durch Verzicht usw.).

Zum religiösen Fasten äußert sich der indische Philosoph Gandhi wie folgt:

„Ich bin davon überzeugt und habe es erlebt, daß Fasten und Gebete, wenn sie mit aufrichtigem Herzen und in religiöser Gesinnung abgehalten werden, die erstaunlichsten Ergebnisse erzielen können. Nichts ist so läuternd wie ein Fasten, doch Fasten ohne Gebet ist unfruchtbar. Wenn einer krank ist, kann es ihm helfen, wieder gesund zu werden, andernfalls führt es nur dazu, daß ein Gesunder unnötig leidet. Wenn einer nur fastet, um sich großzutun oder anderen Leid zuzufügen, dann ist das eine unverzeihliche Sünde. Denn nur ein Fasten im Geist des Gebets, das einer als Sühne auf sich nimmt, um einen Gewinn daraus zu ziehen, kann als religiöses Fasten bezeichnet werden. Beten heißt nicht, Gott um weltliches Glück oder um Dinge bitten, die in unserem eigenen Interesse liegen; es ist der ernsthafte Aufschrei einer Seele, die in Bedrängnis ist. Sie kann gar nicht anders, als auf die ganze Welt einzuwirken und sich am himmlischen Königshof Gehör zu verschaffen. Wenn ein Einzelner oder ein Volk wegen einer großen Not leidet, dann ist die wahre Einsicht in dieses Leiden schon Gebet; und angesichts dieser läuternden Erkenntnis werden leibliche Dinge wie Essen usw. weniger wichtig. Eine Mutter leidet, wenn ihr einziger Sohn stirbt. Sie hat dann kein Bedürfnis da-

nach zu essen. Ein Volk ist geboren, wenn alle denselben Schmerz fühlen angesichts der Leiden eines Einzelnen unter ihnen; ein solches Volk verdient es, unsterblich zu sein. Wir sind uns dessen wohl bewußt, daß eine große Zahl unserer Brüder und Schwestern in Indien in großem Leid leben, und darum haben wir wahrlich zu jeder Zeit die Veranlassung zu einem betenden Fasten. Doch hat unser Volksempfinden eine solche Stufe der Intensität und Reinheit noch nicht erreicht. Dennoch, ich sehe Situationen kommen, wo wir wirklich leiden."

Bei den frühen Kultur- und Naturvölkern lag die Ausübung der Medizin in den Händen der Priester. Im Altertum bestanden Medizinschulen, deren Nachwirkungen noch weit ins Mittelalter hineinreichen. Fasten war bereits damals eine der wichtigsten Heilmaßnahmen, auf die von der Natur hingewiesen wird, denn bei vielen Krankheiten hat der Patient ohnehin keinen Appetit. Darüber hinaus ist Fasten als Therapie hilfreich bei der Überwindung hartnäckiger Krankheiten. Der verantwortungsbewußte Arzt „verordnet" Fasten jedoch nicht, sondern erwägt im Einzelfall, ob Fasten für den bestimmten Patienten sinnvoll ist. Er führt ihn behutsam darauf hin. Er erwähnt im Gespräch beiläufig, daß Fasten auch eine Möglichkeit der Behandlung sei. Er gibt dem Patienten bei einer anderen Gelegenheit Lesestoff darüber. Wenn der Patient dann den Wunsch äußert, auch fasten zu wollen, ist der richtige Zeitpunkt gekommen. Der heutige Fastenrummel ist dagegen nicht nur unärztlich und mechanistisch, sondern oft genug unethisch und profitorientiert.

Reisfasten, Saftfasten, Obstfasten, Heilfasten, modifiziertes Fasten, Schleimfasten ...

Führen wirklich alle Wege nach Rom?

Nein, in bezug auf Fasten führen nicht alle Wege zum Ziel. Befragt man heute zehn Ärzte nach Fasten, so kann man sicher sein, zehn verschiedene Antworten zu erhalten. Jeder orientiert sich an der gängigen Literatur, und selbst die sogenannte „klassische" Fastenliteratur hat oftmals Überarbeitungen und Änderungen durch Nachfolger hinnehmen müssen, die teilweise von den ursprünglichen Fastenerfahrungen des Verfassers wegführen.

Fasten bedeutet nicht Hungern, sondern freiwillige Nahrungsenthaltung. Dies sei vorausgeschickt, um Mißverständnisse zu vermeiden.

Vorab wollen wir uns einmal ansehen, wie Fasten in zahlreichen Publikationen ausgelegt wird. In den unwissenschaftlichen Wirrwarr muß eine klare Linie gebracht werden. Da Ärzte während des Studiums über das Fasten – und über die Ursache von Krankheiten, besonders von ernährungsbedingten Zivilisationskrankheiten – höchst unzureichend unterrichtet werden, nehmen sich immer mehr medizinische Laien der Gesundheitsthemen an und berichten vorwiegend von ihren eigenen Erfahrungen. Die Erklärungen werden dann aus persönlicher Anschauung gegeben und sind oft schlichtweg falsch, manchmal haarsträubend.

Besonders kritisch wird es natürlich, wenn sich ärztliche Kollegen nicht ausreichend sachkundig machen und ebenfalls Falsches von sich geben, denn die Auffassung eines Arztes gilt „im Volk" immer noch etwas. Auf Nennung von deren Namen und Buchtitel verzichten wir bewußt, denn es geht bei diesem Thema nicht um Besserwisserei und Denunzierung, sondern um Klarheit im Sinne der Ratsuchenden. Da ich (Dr. M. O. Bruker) seit 1990 keine Klinik mehr leite, kann mir niemand – wie schon so oft geschehen – Eigennutz unterstellen. Auch an den Honoraren meiner Bücher liegt mir persönlich nichts, denn sie gehen an die gemeinnützige Dr. M. O. Bruker-Stiftung, im Gesundheitszentrum, Taunusblick 1a, in Lahnstein.

Beispiel 1: Modifiziertes Fasten

Bei einem Arzt ist zu lesen: „Fasten bedeutet, weniger zu essen als normal, um schlanker, schöner und geistig und körperlich fit zu werden." Er unterscheidet dabei zwischen einfachem Fasten und Heilfasten. Unter Heilfasten versteht er den „totalen Verzicht auf feste Nahrung" und das Trinken von Wasser, Kräutertees, Gemüsesäften. Der Begriff „Heilfasten" ist falsch, denn heil wird der Patient nicht mehr, wenn ernährungsbedingte Zivilisationskrankheiten vorliegen.

Beim „Heilfasten" steht nach Auffassung des Kollegen – im Gegensatz zum „einfachen" Fasten – das „Fühlen" im Vordergrund. Der Autor erwähnt, daß „viele Ernährungswissenschaftler" diese Form für ungünstig, sogar gefährlich halten. Er schließt sich auf Grund fehlender eigener Erfahrung dieser Meinung mit den Worten an: „All das kann Kreislaufprobleme verursachen, im schlimmsten Fall zu Nierenschäden führen."

Sein Vorschlag: modifiziertes „Heilfasten" mit weniger Kalorien, gesunder Mischkost und fünf (5 !) Mahlzeiten pro Tag. Wörtliches Zitat: „Bei unserer Fastenkur bekommen Sie fünfmal am Tag etwas zu essen."

Die alte, längst überholte und widerlegte Kalorienlehre wird bemüht. Auch die falschen Empfehlungen der Deutschen Gesellschaft für Ernährung (DGE) mit 45 g Eiweiß, 30 g Fett und 100 g Kohlenhydraten werden aufgewärmt.

Der Autor macht sie zur Richtschnur seines „Heilfastens". Zwei Seiten weiter schreibt er jedoch: „Als Mindestmenge empfiehlt die Deutsche Gesellschaft für Ernährung 130 g Kohlenhydrate pro Tag ... noch gesünder wäre es, wenn der Kohlenhydrat-Anteil 370 g pro Tag ausmachen würde."

Drei abweichende Angaben allein bei der Empfehlung von Kohlenhydraten. Der Fastenwillige tappt im Dunkeln. Was soll er denn nun tun?

2000 Kalorien pro Tag sind nach Meinung dieses Kollegen die richtige Menge für Leute, die viel sitzen.

Als „tolle Schlankmacher" empfiehlt er Fertiggerichte – am besten einen größeren Vorrat anlegen, schreibt er, mit 300 bis 400 Kalorien für eine warme Mahlzeit, um das Gewicht zu halten.

Bei diesen Ausführungen geht es um Gewichtsabnahme auf der Basis der überholten, falschen Kalorienlehre. Der tiefergehende gesundheitliche Aspekt des „echten" Fastens wird nicht einbezogen, ja nicht einmal erkannt. Bei Einhaltung seiner Vorschläge (Kalorienbeschränkung, fettarme Kost, Fertiggerichte) ist sicher eine Gewichtsabnahme zu erzielen, aber keine dauerhafte Gesundheit. Und mit Fasten hat die ganze Sache nicht das geringste zu tun.

Die Kalorienlehre wird inzwischen selbst von den einst hartnäckigsten Befürwortern als überholt angesehen. Sie hatte ihren Platz im Rahmen der herkömmlichen Ernährungsphysiologie, als man fälschlicherweise noch glaubte, den Wert einer Nahrung an der Quantität messen zu können.

Die Qualität ist jedoch entscheidend, die biologische Wertigkeit, der Vollwert der Nahrung.

Beispiel 2:
Heilfasten mit Vital-plus-Programm

Ein weiteres Buch, auch von einem Arzt verfaßt, basiert ebenfalls auf der falschen Kalorienlehre.

Dem „Heilfasten" geht hier ein Obsttag voraus. Das eigentliche „Heilfasten" sieht fünf bis sechs „Mahlzeiten" vor. Morgens zum Frühstück beginnt man mit Kräutertee. Gegen 11.00 Uhr folgt – vor allem für ältere Patienten – Magerquark, alternativ Joghurt, Kefir oder Buttermilch, um dem „übermäßigen Eiweiß-Abbau entgegenzuwirken". Gegen 12.00 Uhr wird eine klare Gemüsebrühe verabreicht.

„Zur Ergänzung erhält jeder noch einen speziell für ihn zubereiteten Cocktail, bestehend nicht nur aus den wichtigsten Vitaminen und

Enzymen, sondern je nach Erfordernis auch aus Spurenelementen, Mineralien, Aminosäuren und Fettsäuren. Im Grunde handelt es sich dabei um eine eigene Therapie – wir sprechen vom Vital-plus-Programm."

Auf diese „Vitalstoff-Versorgung", so die Autoren, kann nicht verzichtet werden.

Am Nachmittag erhält der Fastende (der ja unter diesen Bedingungen gar nicht fastet) Kräutertee mit Honig. Abends wird dann erneut eine Fastensuppe oder alternativ ein frischer Gemüse- oder Obstsaft verabreicht.

Verteilt auf den ganzen Tag sollen zwei bis drei Liter Wasser getrunken werden. Immer wiederkehrender Rat in diesem Buch, daß der Fastende so viel wie irgend möglich trinken soll.

Dieses Programm unterscheidet sich von dem vorher beschriebenen im wesentlichen dadurch, daß – abgesehen von Magerquark und anderen Milchprodukten – auf feste Nahrung verzichtet wird. Aber gefastet wird auch hier nicht, allenfalls verzichtet.

Durch die Verabreichung von Säften, Suppen und Brühen wird der Appetit geradezu angeregt. Die Zufuhr von Vitalstoffen ist ja aber während des Fastens unnötig, denn der Organismus benötigt diese Stoffe lediglich, um die ihm angebotene Nahrung verarbeiten zu können. Während des Fastens, also der *freiwilligen*

Nahrungsenthaltung, ist die Einnahme von Vitaminen, Mineralien und Enzymen ohne Sinn.

Das Wesentliche des Fastens ist auch in diesem Buch von den Autoren nicht herausgearbeitet und eine sinnvolle Aufbaukost nicht beschrieben worden. Nach Meinung der Verfasser darf nach dem „Heilfasten" – kalorienbeschränkt – wieder alles gegessen werden. Die Autoren: „Nach Hause zurückgekehrt muß der ehemalige Patient aber nun keineswegs Vegetarier werden, **sondern er soll ruhig das essen, was ihm schmeckt** – dabei aber einige der wichtigsten Regeln einer gesunden Ernährung einhalten."

Was sind nun – ganz klar und exakt ausgedrückt – die wichtigsten Regeln? Das erfährt der Ratsuchende nicht. Ob es daran liegt, daß die Verfasser eine Fastenklinik haben? Und die lebt ja letztendlich von ihrer Klientel. Auch von der, die immer wiederkehrt.

An anderer Stelle eines *Fasten*buches wird der Vorschlag gemacht, einen **Hähnchentag** einzulegen. Das Mittagessen soll, so die Autoren, aus einem halben gegrillten Hähnchen bestehen, das ohne Haut verzehrt wird – mit frischen Tomaten.

Abends wird der Verzehr der zweiten Hähnchenhälfte mit einer frischen Ananas empfohlen.

Sauerkrautfasten bedeutet nach Empfeh-

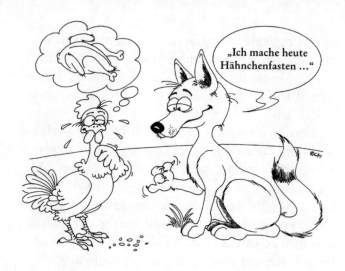

lung der Erfinder den Verzehr von einem Pfund gekochtem Sauerkraut mittags – mit einer kleinen Kalbfleischwurst. Abends wird die Menge als Sauerkrautsalat verabreicht.

Wir könnten noch seitenlang fortfahren mit **Reisschleimfasten, Früchtefasten, Obstfasten,** oder (wie es heute besonders dümmlich heißt) **Null-Diät** oder **Saftfasten, Frühstücksfasten** (man ißt dann morgens nichts). Dann faste ich (M. O. Bruker) übrigens jeden Tag, weil ich meine erste Mahlzeit erst am frühen Nachmittag einnehme. Aber nicht, weil es gesund ist und ich ein Anhänger der „Frühstücksfastenlehre" bin, sondern weil ich morgens nichts mag und mich zum Essen zwingen müßte.

Alle diese Vorschläge sind von den Verfassern und Erfindern als „gesunde Fasten- und Entlastungstage" gemeint, ohne daß „man hungern und auf Speisengenuß verzichten müßte".

Es wäre doch ehrlicher, nicht von Fasten zu sprechen, sondern von Reduktionskost, kalorienarmer Kost, auch von „Entlastungskuren". Aber um Fasten handelt es sich bei bestem Wohlwollen nicht. Allenfalls um Einschränkung oder Verzicht liebgewordener und falscher Gewohnheiten.

Die meisten Autoren bekennen denn auch ehrlicherweise am Schluß ihrer Ausführungen, daß die Gefahr, sich dem alten Schlendrian wieder hinzugeben, groß und deshalb das wiederholte „Heilfasten" in regelmäßigen Abständen geradezu zu einer Notwendigkeit geworden sei. Über die Patienten heißt es denn auch: „Sie kommen alle zwei oder drei Jahre."

Das ist zwar imponierend ehrlich ausgedrückt und für die Behandler ein lukratives Geschäft, aber es ist kein Zeichen des echten Erfolges. Diese Wiederholungen wären im Sinne der Ratsuchenden und der Kostenträger (letztendlich trägt sie jeder Bürger!) nicht nötig, wenn die wirklichen Ursachen der Stoffwechselstörungen aufgezeigt würden. Wenn der Betroffene um die Fehler seiner Lebensweise mit allen nachteiligen Folgen weiß, wird er sie von allein meiden.

Wir wollten mit diesen begrenzten Ausführungen einen kleinen Einblick in die Fasten-Modewelle geben. Es sieht so aus, als gäbe es zwei verschiedene Fastenarten: Fasten und Heilfasten. Das gibt es natürlich nicht. Aber es gibt verschiedene Motive. Zum einen gibt es die Möglichkeit des Fastens bei Krankheit, es wird heute vielfach als „Heilfasten" bezeichnet. Zum anderen gibt es das Motiv: Schlank werden oder Fasten, weil es zur Zeit Mode ist, religiöses Fasten. Mit dem Fasten sollte immer eine Lebensberatung verbunden sein, die besonders auf die individuellen Motive eingeht.

Zusammenfassend kann nochmals gesagt werden, daß es nur eine einzige richtige Bezeichnung gibt, nämlich „Fasten". Dies setzt voraus, daß es unter kundiger Anleitung geschieht oder daß der Betreffende sich selbst kundig gemacht hat.

Wer nur Früchte essen will, soll dies tun, aber nicht von Fasten reden.

Wer morgens nichts essen mag ... warum nicht. Aber er soll es nicht als Fasten bezeichnen.

Wer eine Säftekur machen möchte, kann sie mit Erfolg durchführen, er fastet dann jedoch nicht.

Fasten in klassischer, traditioneller Form bedeutet nicht Hungern, sondern freiwillige Nahrungsenthaltung, unter Zufuhr von leeren Getränken – also Wasser und/oder nichtarzneilichen Tees.

*Zart denken, zart empfinden wollen, aber
unzart fressen wollen, das gibt es nicht!*

PETER ALTENBERG

Weniger ist mehr
oder
Wie war es eigentlich früher?

Die meisten Menschen denken – befragt nach ihrer Vorstellung über Fasten – an Gewichtsabnahme. Sie liegen damit gar nicht so verkehrt. Die Kosten für ernährungsbedingte Zivilisationskrankheiten betragen nach neuesten Angaben mittlerweile mehr als 133 Milliarden Mark jährlich. Dabei spielt die Fettsucht eine nicht unerhebliche Rolle. Die etablierte Medizin hat zahlreiche Krankheiten noch nicht als ernährungsbedingt erkannt und anerkannt. Die dadurch entstehenden Kosten sind in der genannten Summe nicht enthalten.

Nach üblicher Meinung, die immer wieder in Medien vertreten wird, essen die Menschen zu viel. Diese Auffassung ist in der vorgebrachten Form falsch und trifft den Kern nicht. Die Menschen haben schon immer ihre Urtriebe befriedigt. Dazu gehörte seit jeher der Geltungstrieb, die Befriedigung sexueller Bedürfnisse und auch der Spaß am Essen.

Seit Ende des 19. Jahrhunderts, also seit etwa 100 Jahren, essen die Menschen jedoch weltweit in zunehmendem Maße falsch *und* zu viel. Der

Vitalstoffe =
biologische Wirkstoffe

Vitamine (wasser- und festtlösliche)
Mineralstoffe
Spurenelemente
Enzyme/Fermente
ungesättigte Fettsäuren
Aromastoffe
Faserstoffe (sog. Ballaststoffe)

Einbruch der Technik in den Nahrungsmittel-
sektor hat uns eine entwertete Industriekost be-
schert, der wichtige biologische Wirkstoffe fehlen, die aber andererseits isolierte, konzentrierte
Nährstoffe enthält. Es ist heute möglich, alle
Lebensmittel in Genußmittel zu verwandeln.

Der bekannte Physiologe Carl von Voit (1831
bis 1908) stellte in seinem Münchener Labor
Versuche über den Mindestbedarf an Nahrungsmitteln an. Diese Versuche führte er nicht
etwa an mehreren hundert Personen durch, sondern an einer einzigen Person, seinem Labordie-
ner. Deshalb liegt bei all diesen Testergebnissen
der Fehler der kleinen Zahl vor.

Voit meinte, daß ein Arbeiter von etwa 70 kg
Körpergewicht pro Tag mindestens benötige:

Eiweiß	120 g		
Fett	56 g	ca. 3110 Kalorien täglich	
Kohlenhydrate	500 g		

Diese Nährstoffe wurden der (einzigen!) Versuchsperson wie folgt zugeführt:

265 g Fleisch	30 g Butter	1 l (!)	Bier
1 Ei	70 g Stärke	70 g	Fett
450 g Brot	17 g Zucker	$^1/_2$ l	Milch

Das sogenannte Voitsche Kostmaß war damit geboren und wurde zum Dogma erhoben. Es ging – trotz bereits damals besserer Erkenntnis – in alle Köpfe, Lehranstalten und natürlich auch alle Lehrbücher ein. Diese falsche quantitative Berechnung und Eiweißmast wurde in ernährungsphysiologischer Hinsicht einer ganzen Bevölkerung zum Verhängnis; sie war die Krönung der Irrlehren seiner Vorgänger Liebig und Moleschott von der „kräftigen" Nahrung und der Maxime „Fleisch macht Fleisch!"

Der Arzt und Zahnarzt Dr. med. C. Röse widmete sich ebenfalls intensiv der Ernährungsforschung. Seine harten, aber unzweideutigen Worte über die Voitsche Theorie lauteten bereits 1912: „Es war ein Unglück für das deutsche Volk, ja für die ganze Kulturwelt, daß C. v.

Voit just in der einseitigen Fleischesser- und Biertrinkerstadt Deutschlands, in München, gelebt und gelehrt hat. Voits irrige Eiweißüberfütterungslehre paßte sich nur gar zu gut dem groben materialistischen Geschmack des deutschen biertrinkenden Philisters an; darum ist sie so rasch zum Allgemeingut des gesamten Volkes geworden."

Die Lehre vom Voitschen Eiweißminimum, aber auch die von der Notwendigkeit des tierischen Eiweißes ist seit Jahrzehnten von zahlreichen Wissenschaftlern widerlegt. Dennoch beherrscht die Fleischindustrie mit ihren Interessenvertretern das Informationsfeld und sorgt dafür, daß die Falschinformationen nicht aussterben. Obwohl Schulen nicht für Werbefeldzüge der Industrie mißbraucht werden dürfen, wird dort in einem beeindruckenden farbigen Prospekt für „Fleisch ... ein Stück Lebenskraft" ganz im Sinne der Fleischindustrie und deren Interessenvertretung, der CMA (Centrale Marketinggesellschaft der Deutschen Agrarwirtschaft in Bonn-Bad Godesberg), geworben.

Hindhede – der Pionier aus Dänemark

In dem Standardwerk „Unsere Nahrung – unser Schicksal" (Dr. M. O. Bruker) sind die bahnbrechenden Ernährungsratschläge des dänischen Arztes M. Hindhede erwähnt. Seinen Namen findet man nicht in der sogenannten Wissenschaft, da seine Erkenntnisse diametral zu den Auffassungen der herkömmlichen Ernährungsphysiologie stehen.

Hindhede hat einerseits wegen seiner mutigen Haltung ausführlichere Beachtung verdient; zum anderen vermittelt er dem am Fasten interessierten Leser einen Einblick in frühere und bescheidenere Lebensweisen.

Lassen wir ihn selbst zu Wort kommen:

„Als Sohn eines Bauern aus Westjütland war ich an einfache Kost gewöhnt gewesen, deren Hauptbestandteil grobes Brot (aus geschrotenem Roggen gebacken), Gerstengrütze, Kartoffeln und Molkereierzeugnisse waren, und worin Fleisch nur in Gestalt von fettem Schweinefleisch vertreten war. Aber diese Kostzusammensetzung sollte also zu wenig Kraft geben. Um recht kräftig zu werden, setzte ich mich als Student auf reichliche Fleischkost. Das Ergebnis entsprach aber nicht den Erwartungen – im Gegenteil: ich wurde je länger um so schlapper. Daher schränkte ich den Fleischgenuß wieder ein. Das war ums Jahr 1885; damals war ich 23 Jahre alt. Im Jahre 1889 ließ ich mich als Arzt auf dem Lande nieder und wurde 1891 mit der Leitung eines neuen Landkrankenhauses betraut. 1895 begann ich mit meinen Selbstversuchen, verfiel nun aber in das andere Extrem. Ich setzte mich auf eine möglichst eiweißarme Kost ... aus neuen Kartoffeln mit Butter nebst großen Mengen Erdbeeren und etwas Milch ... durch diese Kost erhielt ich kaum mehr als 25 g Eiweiß täglich, also nur $1/4$ der alten Norm (= 105 g verdauliches Eiweiß). Ich erwartete selbst nicht, daß ich das lange aushalten würde, dachte aber bei mir: das Wagnis kann wohl nicht so groß sein; du merkst es wohl ein paar Tage vorher, wenn deine letzte Stunde naht, und dann kannst du dein Leben wohl noch mit einem Beefsteak oder dergleichen retten. Ich probierte also die Sache 8 Tage lang und merkte nichts. Ich probierte 14 Tage, 3 Wochen, ja einen ganzen Monat, 5 Wochen und länger mit ganz dem gleichen Ergebnis. Wenn ich sage, ich merkte nichts, so ist das aber nicht ganz richtig, ich spürte nichts Schlimmes, aber je länger je mehr Gutes. Ich fühlte mich ganz außergewöhnlich wohl, ungemein arbeitslustig und ausdauernd. Leichter als je zuvor nahm ich beim Radfahren die starken Steigungen, die es in dortiger Gegend gab ...

Nach diesen Erfahrungen hatte ich allen Glauben an die alten Dogmen verloren. Ich setzte nun mich selbst und meine ganze Familie, Frau und vier Kinder, auf eiweißarme Kost, und bei dieser haben wir nun 26 Jahre gelebt, ohne jemals Grund gehabt zu haben, es zu bereuen."

Alle Ernährungsdiskussionen verfolgte Hindhede mit größtem Interesse. In einer Debatte um die Fütterung von Milchkühen (eiweißhaltiger Ölkuchen wurde durch Futterrüben ersetzt – die Milchleistung blieb die gleiche) sah er erneut eine Bestätigung seiner eigenen Forschungsergebnisse, nämlich des geringen Eiweißbedarfs. Hindhede: „Wenn also in einer allgemein üblichen dänisch-deutschen Fütterungsnorm Ölkuchen durch Rüben ersetzt werden konnte, ohne daß die Milchmenge zurückging, dann war damit der denkbar sicherste Beweis geliefert, daß die alten Fütterungsnormen ebenso verkehrt waren wie die alten Ernährungsnormen."

Mit diesen Erkenntnissen trat er 1904 in die Öffentlichkeit. Die dänische Regierung übertrug ihm 1912 die Leitung des Instituts für Ernährungsforschung in Kopenhagen. 1915 warnte er bereits, daß Deutschland nicht nur mit drei Großmächten zu kämpfen habe, sondern mit einer noch weit gefährlicheren Großmacht: mit dem Schwein! Er belegte, daß man mit der Nahrung, die über das Tier verschwendet wurde, doppelt so viele Menschen ernähren könne. Das gleiche gilt natürlich auch für die Ochsenzucht. Hindhede: „Ein Ochse frißt während eines

Jahrs soviel, wie sechs Männer brauchen, um sich ein Jahr zu ernähren. Wird der Ochse geschlachtet, so kann von seinen verwertbaren Teilen ein Mann nur hundert Tage leben. Die Tierhaltung zu Ernährungszwecken ist eine ungeheure Verschwendung."

Hindhedes Erkenntnisse wurden in Dänemark umgesetzt, in Deutschland nicht. Den ersten Weltkrieg überstand das ebenfalls blockierte Dänemark ohne Ernährungsschäden. In Deutschland hungerten und verhungerten die Menschen trotz reichlicheren Viehbestands. Am Ende des Krieges schrieb der deutschfreundliche Däne Hindhede: „Wir behielten recht. Es war das deutsche Schwein, das Deutschland schlug."

Im Jahre 1813 aß man in Deutschland 250 g Fleisch pro Kopf und Woche, 1870 500 g, 1913 1000 g, 1993 2000 g. Die ernährungsbedingten Zivilisationskrankheiten, die durch das tierische Eiweiß verursacht und unterhalten werden, nehmen ständig zu. Dazu zählen insbesondere alle Erkrankungen des Bewegungsapparats, Infektanfälligkeit, alle Hauterkrankungen.

Hufeland

Gehen wir noch ein wenig weiter zurück.

Der berühmte Arzt Christoph Wilhelm Hufeland (1762–1836) schrieb 1797 in seinem Originalwerk „Die Kunst, das menschliche Leben zu verlängern":

„Ich glaube also mit Recht behaupten zu können, daß Licht, Wärme und Sauerstoff die wahren eigentümlichen Nahrungs- und Erhaltungsmittel der Lebenskraft sind. Gröbere Nahrungsmittel (den Anteil von Sauerstoff und Feuermaterie abgerechnet, den sie enthalten) scheinen mehr zur Erhaltung der Organe und zur Ersetzung der Consumtion zu dienen. Sonst ließe sichs nicht erklären, wie Geschöpfe so lange ohne eigentliche Nahrung ihr Leben erhalten konnten.

Der Engländer Fordyce z. B. schloß Goldfische in Gefäße, mit Brunnenwasser gefüllt, ein, ließ ihnen anfangs alle 24 Stunden, nachher aber nur alle 3 Tage frisches Wasser geben, und so lebten sie ohne alle Nahrung 15 Monate lang, und, was noch mehr zu bewundern ist, waren noch einmal so groß geworden. Weil man aber glauben konnte, daß doch in dem Wasser eine Menge unsichtbare Nahrungsteilchen sein möchten, so destillierte er nun dasselbe, setzte ihm wieder Luft zu, und um auch allen Zugang

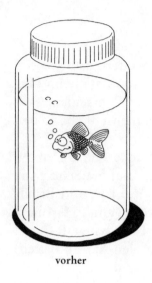
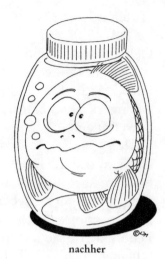

vorher — nachher

von Insekten abzuhalten, verstopfte er das Gefäß sorgfältig. Demungeachtet lebten auch hier die Fische lange Zeit fort, wuchsen sogar und hatten Excretionen. Wie wäre es möglich, daß selbst Menschen so lange hungern und dennoch ihr Leben erhalten könnten, wenn die unmittelbare Nahrung der Lebenskraft selbst aus den Nahrungsmitteln gezogen werden müßte?

Ein französischer Offizier verfiel nach vielen erlittenen Kränkungen in eine Gemütskrankheit, in welcher er beschloß, sich auszuhungern, und blieb seinem Vorsatz so getreu, daß er ganze 46 Tage nicht die geringste Speise zu sich nahm. Nur am fünften Tage forderte er abgezogenes

Wasser, und da man ihm ein halbes Rösel Anisbranntwein gab, verzehrte er solches in 3 Tagen. Als man ihm aber vorstellte, daß dies zu viel sei, tat er in jedes Glas Wasser, das er trank, nicht mehr als 3 Tropfen, und kam mit dieser Flasche bis zum neununddreißigsten Tage aus. Nun hörte er auch auf zu trinken und nahm die letzten 8 Tage gar nichts mehr zu sich. Vom sechsunddreißigsten Tage an mußte er liegen, und merkwürdig war es, daß dieser sonst äußerst reinliche Mann die ganze Zeit seiner Fasten über, einen sehr üblen Geruch von sich gab (eine Folge der unterlassenen Erneuerung seiner Säfte und der damit verbundenen Verderbnis), und daß seine Augen schwach wurden. Alle Vorstellungen waren umsonst, und man gab ihn schon völlig verloren, als plötzlich die Stimme der Natur durch einen Zufall wieder in ihm erwachte. Er sah ein Kind mit einem Stück Butterbrot hereintreten. Dieser Anblick erregte mit einem Male seinen Appetit dermaßen, daß er dringend um eine Suppe bat. Man reichte ihm von nun an alle 2 Stunden einige Löffel Reisschleim, nach und nach stärkere Nahrung, und so wurde seine Gesundheit, obwohl langsam, wieder hergestellt. – Aber merkwürdig war dies, daß, so lange er fastete und matt war, sein eingebildeter Stand, sein Wahnsinn verschwunden war und er sich bei seinem gewöhnlichen Namen nennen

45

ließ; sobald er aber durchs Essen seine Kräfte wieder erlangte, kehrte auch das ganze Gefolge ungereimter Ideen wieder zurück."

Dem Titel seines Buches gerecht werdend, schreibt Hufeland an anderer Stelle:

„Aber die außerordentlichen Beispiele von langen Leben finden wir nur unter den Menschenklassen, die unter körperlicher Arbeit, und in freier Luft, ein einfaches naturgemäßes Leben führen, unter Landleuten, Gärtnern, Jägern, Soldaten und Matrosen. Nur in diesen Ständen erreicht der Mensch noch jetzt ein Alter von 140, ja 150 Jahren." Mit großem Vergnügen beschreibt er dann einige Beispiele langen Lebens: „Ant. Senish, ein Ackermann im Dorfe Puy in Limoges, starb im Jahre 1770 im hundert und elften Jahr seines Alters. Er arbeitete noch vierzehn Tage vor seinem Ende, hatte noch seine Haare und Zähne, und sein Gesicht hatte nicht abgenommen. Seine gewöhnliche Kost waren Kastanien und türkisch Korn. Nie hatte er Ader gelassen, und nie etwas zum Abführen eingenommen."

„Im Jahre 1757 starb zu Cornwallis I. Essingham im hundertvierundvierzigsten Jahre seines Alters. Er war unter Jacob I. Regierung von sehr armen Eltern geboren, und von Kindheit auf zur Arbeit gewöhnt, diente lange als Soldat und Korporal, und als solcher auch in der Schlacht bei Höchstädt. Zuletzt kehrte er zurück in seinen Geburtsort und lebte als Tagelöhner bis an sein Ende. Zu bemerken ist, daß er in der Jugend niemals hitzige und starke Getränke getrunken, immer sehr mäßig gelebt und nur selten Fleisch gegessen hat. Er wußte bis zu seinem hundertsten Jahre fast nicht, was Krankheit war und machte noch 8 Tage vor seinem Ende eine Reise von drei Meilen."

So weit Hufeland. Die Kunst, das Leben zu verlängern, interessiert natürlich auch die Wissenschaftler unserer Zeit. So sind Fütterungsversuche mit Ratten bekannt, bei denen die Tiere um ein Drittel ihrer üblichen Lebenszeit älter wurden, wenn sie jeden dritten Tag fasteten.

Gab man ihnen nur jeden zweiten Tag Nahrung, wurden sie doppelt so alt wie die Kontrolltiere. Daraus mögen unsere Leser aber bitte nicht den Schluß ziehen, daß bei völliger Nahrungsenthaltung die Unsterblichkeit garantiert wird!

Grütze und hartes Brot

Die noch lebenden Älteren und Alten unserer Zeit können sich oftmals an Berichte der Eltern und Großeltern erinnern. Deren Nahrung war einfach. Fleisch gab es allenfalls am Sonntag. In

der Woche wurden – je nach Region – Buchwei-
zen, Graupen, Hafermus, Gerstengrütze, Kartoffeln und Vollkornbrot gegessen. Dazu
Kohl-, Wurzel-, Blattgemüse und Früchte des
Jahres.

Über die Verzehrsgewohnheiten der Schwei-
zer hat Ralph Bircher Wesentliches zusammen-
getragen. Über Burgistein am Gurnigel, Amt
Thun, heißt es 1756 in einem Pfarrbericht: „Die
Einwohner sind sehr mäßig, sie speisen zwar
dreimal des Tags und während der großen
Feldarbeiten viermal, aber jedesmal wenig:
Erdäpfel, Milch und Obst sind ihre meisten
Speisen, das Brot sparen sie sorgfältig als eine
kostbare Tracht. Viele unter den armen Leuten
sehen ganze Wochen, auch Monate lang kein
Brot auf ihrer Tafel. Fleisch essen sie sehr wenig.
Die Reichen schlachten ein Schwein, wenn es
wohl geht, eine alte Kuh, die sie meistens mit
einem Nachbar teilen, dieses ist alles Fleisch,
so sie das ganze Jahr hindurch verbrauchen.
Die ganze Woche hindurch geht niemand ins
Wirtshaus und am Sonntag sehr wenige. Sie sind
stark und gesund. Sie kennen wenige Krankheiten.“

J. H. Thalmann schreibt 1905 über „Das
Landleben im mittleren Thurgau während der
1. Hälfte des 19. Jahrhunderts“: „Im Essen waren die Leute viel genügsamer und in den Spei-

sen viel einfacher als jetzt. Noch jeden Morgen gab es Habermus, Kaffee höchstens am Sonntag. Zuweilen statt des Habermuses geröstete Mehlsuppe. Das Habermus war oft so dick, daß die Katze hätte darauf schlafen können. Während der Kartoffelkrankheit 1846 war das Fleisch am wohlfeilsten gewesen (1 Pfund schönes Rindfleisch für 28 Rappen, Kalbfleisch und Schweinefleisch für 16 $^1/_4$ Rp.). Warum man aber trotzdem so wenig Fleisch aß, ist jetzt rein unbegreiflich. Vormals aß man im Sommer sehr viel Mangoldkraut, im Herbst öfters Räben (weiße Rüben). Dörrobst hatte eine große Bedeutung im Haushalt. Es wurde den Kindern Dörrobst statt Brot gegeben, aber auch von den Erwachsenen roh gegessen."

Die Verwunderung des Verfassers über den geringen Fleischverzehr kommentiert Ralph Bircher: „Dafür gibt es Beispiele aus der Ernährungsgeschichte, welche zeigen, daß Fleischkost so selbstverständlich als Genußmittel angesehen wurde, statt als Nahrungsmittel, daß man in Hungerzeiten nicht daran dachte, sich mit billigem Fleisch zu sättigen, auch wenn es spottbillig war, so wenig wie mit Kuchen statt Brot, als Kuchen in der Rationierungszeit markenfrei war. In der letzten großen Hungersnot 1816/17 stieg der Kornpreis im Zürcherland von 13 auf 106 Gulden pro Sack Roggen, also auf das Achtfache, der Fleischpreis aber kaum auf das Doppelte (von 7 $^1/_2$ auf 13 $^1/_2$ kr/lb)!"

Der Arzt und Zahnarzt Adolf Roos leitete 1930–1935 und 1955–1959 eine Untersuchung im Gomser Tal in der Schweiz über die Verzehrsgewohnheiten der dortigen Bewohner. Ihn interessierte in erster Linie die Auswirkung auf die Zähne.

Als Hauptnahrung diente 1914 *einmal jährlich gebackenes* Roggenvollkornbrot, dicke Suppen aus Gerste, Hafer, Bohnen, Erbsen, Kartoffeln, Rübenkost, wenig Grüngemüse und Obst, im Sommer Wildbeeren, Rohmilch. Genußmittel sind Ausnahmen. Die Bevölkerung ist gesund und hat eine hohe Lebenserwartung. 1930 verzeichnete er bereits einen Rückgang des Ackerbaus. Die alten Dorfmühlen waren stillgelegt. Fabrikzucker, Auszugsmehl, Industrienahrung, Genußmittel waren tägliche Gewohnheit geworden. Die Leute, so Roos, waren oft wochenlang krank. Die Tuberkulose breitete sich aus. Zahnkaries kam gehäuft vor.

Bei seinen Untersuchungen 1955–1959 begegnete ihm der gesundheitliche und kulturelle Verfall auf Schritt und Tritt. Während früher die weit entfernt lebenden Ärzte kaum beansprucht wurden, hatten jetzt zwei Ärzte im kleinen Ort Goms voll zu tun.

Hunsa

Zuletzt seien noch die Hunsa erwähnt, ein Volk in einem Hochtal des Zentral-Himalaja in Asien, das unberührt von der Zivilisation seine Ursprünglichkeit bewahrt hatte. Die Nahrung war vorwiegend vegetarisch. Bedingt durch karge Anbaumöglichkeiten und Mißernten war jährlich mit Hungerzeiten zu rechnen, die oft mehr als drei Monate dauerten und einem Halbfasten gleichkamen. Wenn die Getreidevorräte zur Neige gingen und mit der nächsten Ernte noch nicht zu rechnen war, begnügte man sich vorwiegend mit Gemüse und getrockneten Aprikosen. In den sechziger Jahren wurden jedoch Früchte exportiert und Luxusartikel aus der westlichen Welt importiert. Fabrikzucker, Auszugsmehl, Konserven, Kaffee, Süßigkeiten, Zigaretten gehören heute dort zum Alltag – die ernährungsbedingten Zivilisationskrankheiten ebenfalls.

Die Krankheiten überfallen uns nicht wie aus heiterem Himmel, sondern sind Folgen fortgesetzter Sünden wider die Natur; erst wenn diese sich häufen, brechen die Krankheiten scheinbar plötzlich hervor.

HIPPOKRATES

Fasten ist Neubeginn

Warum haben wir die Lebensgewohnheiten unserer Vorfahren so ausführlich dargestellt? Weil mäßige Lebensweise etwas Normales war. Sie bedeutete keine Einschränkung der Lebensqualität, keine Minderung der Lebensfreude.

Tiere und Kinder fasten instinktiv, wenn sie sich nicht wohl fühlen, wenn sie krank sind. Mütter zwingen ihre Kinder trotzdem oft zum Essen, weil sie meinen, sie kämen sonst ganz von Kräften. Bessert sich das Befinden, kehrt auch der Appetit wieder. Es ist geradezu falsch, das Essen während des Unwohlseins aufzudrängen. Das Kind meldet sich, wenn es Durst hat. Es verhungert nicht.

Wenn Erwachsenen, die in unsere üppige gefräßige Wohlstandszeit hineingeboren sind, vorgeschlagen wird, ihre Ernährungs- und Lebensgewohnheiten zu ändern, erscheint ihnen dies oft als eine Zumutung. „Wenn ich meinen Kaffee nicht mehr trinken darf, mein Bier, meinen Wein, meinen schwarzen Tee aufgeben soll ... was habe ich denn dann noch vom Leben?" Gegenfrage: „War das denn wirklich alles in Ihrem Leben?"

Das Fasten erscheint manchen Patienten als

wahre Todesandrohung. Sie haben davor Angst, schrecken zurück. Deshalb nochmals: **Fasten ist eine freiwillige Nahrungsenthaltung**. Der Vorschlag zu fasten, sollte den Patienten daher nicht aus heiterem Himmel treffen.

Während der Behandlung (der Patient wird an die Hand genommen, aus der Krankheit herausgeführt) spürt der einfühlsame Arzt, ob der Kranke für Neues aufnahmebereit ist. Gelingt es, ihn einsichtig für eine andere Ernährungs- und Lebensweise zu machen, ißt er eine vital-stoffreiche Vollwertkost mit einem entsprechenden Frischkostanteil, ergibt sich eines Tages auch die Gelegenheit, das Fasten zu erwähnen. Ist die Neugierde erst einmal geweckt, wird der Patient sogar darum bitten, einmal fasten zu dürfen. Vorausgesetzt natürlich, die entsprechende Diagnose liegt vor. Jemand, der an einer auszehrenden Krankheit leidet, ist zum Fasten wenig geeignet.

Der große indische Friedenspolitiker und Religionsführer Mahatma Gandhi (1869–1948) sagte über das Fasten: „Das Fasten, unternommen, um zu einem vollkommenen Ausdruck seiner selbst zu gelangen, um das Übergewicht des Geistes über den Körper zu erreichen, ist einer der mächtigsten Faktoren für unseren Fortschritt."

Das Fasten gehörte zu Gandhis asketischem

Leben, zu seiner Suche nach Wahrheit, seiner demütigen Verinnerlichung. Es war ihm von Kind an vertraut, vorgelebt durch seine Mutter. Die Hindu-Literatur ist voll von Berichten über das Fasten; es gibt auch heute noch tausende von Hindus, die fasten.

Auch zur christlichen Religion gehörte das Fasten, um in sich zu gehen. In der katholischen Kirche ist der fleischlose Freitag geblieben, der aber auch nicht mehr streng gehandhabt wird. Um die Entsagung von allem Fleischlichen zu demonstrieren, weicht man an diesem Tag – wenn überhaupt – auf Fisch aus! Fisch ist jedoch auch Fleisch! Der Unterschied liegt lediglich darin, daß das eine Tier auf dem Land, das andere im Wasser lebt.

Fasten ist Neubeginn, Neuorientierung, Befreiung von „Altlasten". Bedingt durch einfache Lebensweise, durch Rückbesinnung auf Schöpfungsgesetze, verläßliche Werte wurde es ohne ärztliche Hilfe schon seit Jahrtausenden durchgeführt.

Der „zivilisierte" Mensch unserer Zeit, dessen Krankheiten zu etwa achtzig Prozent ernährungsbedingt sind, braucht in den meisten Fällen ärztliche Betreuung beim länger dauernden Fasten. Er hat selten den Mut, zu Hause kurze Fastenzeiten für einen, zwei oder auch drei Tage – ohne Arzt – einzulegen und auf jegliche Nahrung zu verzichten. „Passieren" würde ihm dabei natürlich gar nichts, wenn er seinen Empfindungen nachgeht.

Fasten ist eine freiwillige Nahrungsenthaltung, im Gegensatz zu Hungern.

Fasten regt die Lebenskräfte an, Hungern schwächt sie.

Was soll mit Fasten erreicht werden?

Äußert ein Patient von sich aus den Wunsch zu fasten, sollte der Arzt nach seinen Beweggründen fragen. „Ich möchte es mal probieren; es hört sich so interessant an; was andere können, kann ich auch; ich will mir selbst beweisen, daß ich mal was durchhalte" und ähnliche Gründe, sind keine ausreichenden Motive.

Freiwilliges Fasten erfordert eine entsprechende geistige Einstellung. Der Mensch ist eine Leib-Seele-Einheit. Wer einmal die Erfahrung gemacht hat, daß er eine Zeitlang ohne Nahrung auskommen kann, daß er trotzdem nicht „versagt", sondern sich wohl fühlt, ja sogar Leistungen vollbringen kann, dem wächst Vertrauen zu sich und dankbares Erstaunen über seinen Körper, der ein Wunderwerk der Schöpfung ist.

Während des Fastens wird dem Stoffwechsel keine Leistung abverlangt – man könnte ihn in der Phase als „Erhaltungsstoffwechsel" bezeichnen.

Es werden entlastet:
– alle Verdauungsorgane, also Leber, Galle, Magen, Darm, Bauspeicheldrüse
– der Bewegungsapparat, also Wirbelsäule, Gelenke, Muskeln, Bänder, Sehnen, Bindegewebe
– Herz und Kreislauf
– Nieren
– alle anderen Organe.

Gestörter Stoffwechsel normalisiert sich.

Da das Fasten ja immer nur über eine begrenzte Zeit durchgeführt werden kann, andererseits aber ein langfristiger Erfolg der Behandlung angestrebt werden sollte, ist es unerläßlich, immer wieder die Krankheitsursachen zu nennen. Bei den ernährungsbedingten Zivilisationskrankheiten sind sie seit Jahrzehnten bekannt.

Gern wird – besonders von Fastenkliniken – zum wiederholten Fasten aufgefordert, um Krankheiten vorzubeugen. Fasten ist ein Naturheilverfahren, das – individuell angewendet – durchgreifende Wirkung zeigen kann. Man sollte sich jedoch davor hüten, einen Mythos daraus zu machen. Viel wesentlicher ist der Hinweis auf eine anhaltend vernünftige Lebensweise, da-

57

mit sich die vermeidbaren Krankheiten gar nicht erst einstellen.

Es gibt zahlreiche Patienten, die mehrmals jährlich fasten, den Rest des Jahres aber nur „weitgehend" gesund leben. Man kann die Folgen einer dauerhaft falschen Ernährung auch durch Fasten nicht ausgleichen.

„Schlacken" gibt es nicht

Gern wird in der Fastenliteratur, in den letzten Jahren vermehrt in der Laienliteratur, der Begriff „Schlacken" verwendet. „Schlacken" als wissenschaftlichen, medizinischen Begriff gibt es natürlich nicht. Es wäre – wenn überhaupt – besser, von sogenannten „Schlacken" zu sprechen. So ein Begriff sollte nur verwendet werden, wenn man bei kritischer Hinterfragung genau erfährt, was darunter zu verstehen ist. In der Werbung für Fasten- und Schlankheitskuren wird das Wort „Entschlacken" und „Reinigen" häufig genannt. Dies ist jedoch nicht korrekt.

Über den Darm, die Haut und auch über die Atmung werden Stoffwechselzwischenprodukte ausgeschieden. Der Fastende merkt dies an seiner belegten, pelzigen Zunge. Oftmals hat er auch intensiven Mundgeruch. Den spürt er al-

58

lerdings selber meistens nicht, sondern nur der (Gesprächs-) Partner. Der Fastende strömt fast immer auch einen unangenehmen Körpergeruch aus als Zeichen der Absonderung krankhafter Stoffe.

Die Gewichtsabnahme in den ersten Tagen bedeutet nicht, daß „Schlacken" oder Fett abgebaut werden. Zunächst scheidet der Körper beim Fasten (übrigens auch bei reiner Frischkost!) ein Übermaß an Flüssigkeit aus. Fasten wirkt wasseraustreibend. Dadurch werden natürlich Herz, Kreislauf und Nieren entlastet.

Die Entdeckungen von Prof. Dr. Lothar Wendt

In den fünfziger Jahren wurden von der sogenannten Wissenschaft Dogmen aufgestellt und akzeptiert, die besagten, daß im Körper keine Eiweißspeicherung stattfände und es somit keine Gesundheitsschäden durch tierisches Eiweiß gebe. Diese Lehre feierte im Zuge des Wirtschaftswunders (unter dem hähnchenessenden Wirtschaftsminister Erhard) und des allgemeinen Wohlstands Triumphe. Fleisch, Wurst, Eier, Käse, Fisch gehörten selbst in den untersten Einkommensschichten zur täglichen Kost. Sie wurden als kräftig angesehen und gelten auf

Grund der herkömmlichen Ernährungslehre auch heute noch als unverzichtbar.

Prof. Dr. med. Lothar Wendt, Wolfgang-Goethe-Universität Frankfurt/Main, ging Anfang der siebziger Jahre mit seinen revolutionierenden Forschungsergebnissen an die Öffentlichkeit. Er bewies – konträr zur gängigen Lehrmeinung –, daß tierisches Eiweiß sehr wohl krankhaft abgelagert werden könne. Er sprach von „Eiweißmast", „Eiweißmüll". Bei über Jahre anhaltender Überversorgung mit tierischem Eiweiß, was ja heute bei der Zivilisationskost sehr häufig ist, kommt es zu Ablagerungen auf der Basalmembran der Kapillaren (feinste Blutgefäße). Die Verdickung der Kapillarmembran kann das Zehn- bis Elffache, ja in Einzelfällen das Siebzehnfache betragen. Dies konnte man übrigens bereits 1959 mit Hilfe der Elektronenmikroskopie feststellen, hat aber keine Konsequenzen daraus gezogen. Durch diese Ablagerungen werden die Membranen der feinsten Blutgefäße, die Endstromgebiete, in denen der Stoffaustausch stattfindet, blockiert. Die Aufgabe, den Organismus mit Nährstoffen zu versorgen, ist dadurch erschwert. Die Membranen sind durchlässig, aber nur für Moleküle, die eine bestimmte Größe nicht übersteigen.

Die großen Eiweißmoleküle, die auf der Basalmembran liegen, werden durch die Gefäßwände hindurch ins Zwischenzellgewebe abgeschoben. Es entsteht dort eine zweite „Mülldeponie".

Als Folge kommt es zu einer Erhöhung der im Blut transportierten Stoffe. Die Versorgung der Zellen mit den notwendigen Nährstoffen und chemischen Substanzen führt wegen der behindernden Ablagerungen, sozusagen als Ausgleich, zu einem erhöhten Blutdruck.

Nach Lothar Wendt kann die Eiweißanlagerung an den Kapillarinnenwänden bis $7\frac{1}{2}$ kg Abfalleiweiß ausmachen – die im Zwischenzellgewebe noch erheblich mehr.

Der Beweis, daß es sich bei diesen Ablagerungen, den Polymucosacchariden, um tierisches Eiweiß handelt, ist eindeutig von Wendt erbracht worden.

Die Ablagerungen auf der Basalmembran der Kapillaren sind durch Umstellung auf eine vitalstoffreiche Vollwertkost reversibel. Die Membranen werden dann durchlässig und können Ihre Aufgaben wieder ausführen. Die Eiweißdeponien im Zwischenzellgewebe können ebenfalls abgebaut werden.

Dieser Eiweißabbau wird beschleunigt erreicht durch Fasten und reine Frischkost, langfristig aber auch durch Umstellung auf eine vollwertige Kost mit hohem Frischkostanteil, die frei ist von tierischem Eiweiß, also von

Fleisch, Wurst, Milch, Quark, Käse, Fisch und Eiern. Zur Milch zählt selbstverständlich auch Joghurt!

Es ist nicht korrekt, diese konkret zu analysierenden Eiweißablagerungen ganz allgemein unter „Schlacken" einzureihen. Mit diesem verwaschenen Begriff kann weder der Wissenschaftler noch der Patient etwas anfangen. Wenn der Patient aber weiß, daß der Verzehr von tierischem Eiweiß zu Ablagerungen in der oben geschilderten Form führen kann, wird er sich darauf einstellen und das tierische Eiweiß reduzieren oder gänzlich von seinem Speiseplan streichen.

Fasten bei Krankheiten

Bei *fieberhaften Infekten, hartnäckigen Ekzemen, sogenannter Neurodermitis, Leber-, Galle-, Magen-, Darm- und Bauchspeicheldrüsenerkrankungen, Gicht, Rheuma, Arthritis, Arthrose, Fettsucht (Adipositas), Arteriosklerose, Bluthochdruck, schlecht heilenden Wunden,* bei ausgesprochen „zähem" Krankheitsverlauf sind mit Fasten wunderbare Erfolge zu erzielen.

Bei vielen schweren Krankheiten, die mit Appetitlosigkeit einhergehen, ist dies ein Zeichen der Natur, zu fasten und keine Nahrung zuzuführen.

Nicht angebracht ist gezieltes Fasten zum Beispiel in bestimmten Phasen des Diabetes, bei bösartigen Tumoren im kritischen Stadium, bei Tuberkulose, also Krankheiten, bei denen der Patient bereits sehr geschwächt ist.

Fasten ist an kein bestimmtes Alter nach oben oder unten gebunden. Jeder kann und darf fasten (Ausnahmen s. o.). Kinder fasten bei Krankheiten instinktiv. Auch der alte Mensch kann problemlos fasten.

Bei allen Fastenden, ob unter ärztlicher Leitung oder allein durchgeführt, ist ausschließlich das Befinden des Betreffenden ausschlaggebend.

Fieberhafte Infekte

Bei fieberhaften Infekten ist Fasten ein ideales Mittel. Das Fieber zerstört die krankmachenden Bakterien. Die Natur unterstützt den Gesundungsprozeß dadurch, daß kaum Hunger und Appetit vorhanden sind. Zusätzlich sind kalte Waschungen ideal. Der im Bett liegende Patient hat – am besten auf einem in der Nähe stehenden Stuhl – eine Schüssel mit kaltem Wasser parat, so daß er das Bett gar nicht verlassen muß. Da hinein taucht er den Waschlappen oder ein kleines Handtuch und streicht nun den Körper mit dem ausgewrungenen Tuch in großen Zügen von den Füßen beginnend nach obenhin ab. Er trocknet sich danach nicht ab, sondern deckt sich gut zu, um „nachzudünsten". Hat er das Gefühl, eine erneute Waschung sei erfrischend, kann er diese mehrmals wiederholen.

Hat der Kranke Durst, trinkt er am besten klares Wasser oder Tee (keinen schwarzen Tee!).

In kurzer Zeit ist der Infekt überwunden.

Heute dagegen wird bei der üblichen Behandlung auch dem appetitlosen Kranken Nahrung angeboten (aufgeschwatzt), damit er wieder „zu Kräften" kommt. Das Märchen vom „Rotwein mit Ei" und der „kräftigen Fleischbrühe" ist leider immer noch nicht ausgestorben.

Rheuma, Arthritis, Arthrose, Ischias, Bandscheibenschäden
Erkrankungen des Bewegungsapparates

Die Erkrankungen des Bewegungsapparates gehören ebenfalls zu den ernährungsbedingten. Eine vollwertige tiereiweißfreie Ernährung ist daher unerläßlich. Bei chronisch entzündlichen Arthritiden kann Fasten – immer die Einsichtigkeit und Bereitwilligkeit des Patienten vorausgesetzt – eine deutliche Besserung des Allgemeinbefindens bewirken. Falls Übergewicht besteht, trägt die Reduzierung des Gewichts zur notwendigen Entlastung des Bewegungsapparates bei.

Da ja nur begrenzte Zeit gefastet werden kann, machen sich die alten Beschwerden oft genug mit der Nahrungsaufnahme wieder bemerkbar, wenn auch in abgeschwächter Form. Gerade der „Rheumakranke" spürt meistens sofort seine Ernährungs„sünden", besonders, wenn er zu viel oder zu oft tierisches Eiweiß zu sich genommen hat. Wenn er (weitgehend) beschwerdefrei leben will, muß er die Regeln einer tiereiweißfreien Vollwerternährung ein Leben lang konsequent einhalten.

Zu weiteren unterstützenden Maßnahmen, besonders auch für den Rheumatiker, gehören regelmäßige Saunabesuche. Ich erinnere mich an einen Patienten mit schwerster Primär chronischer Polyarthritis (PcP). Er beherzigte die Regeln der tiereiweißfreien Vollwertkost konsequent und legte auch eine längere Fastenkur ein. Die endgültige Besserung seiner Beschwerden erreichte er jedoch erst, nachdem ich ihm riet, regelmäßig in die Sauna zu gehen. Er ließ sie sich in seinem Hause einrichten, um es bequemer zu haben und schrieb mir nach einem Jahr, er sei täglich in die Sauna gegangen und nun völlig beschwerdefrei. Dieses Beispiel zeigt deutlich, daß der Arzt oft wie ein Detektiv suchen muß, um herauszufinden, welche Hürde zu nehmen ist, um der Krankheit beizukommen.

Gicht

Auch die Gicht gehört zu den ernährungsbedingten Zivilisationskrankheiten. Sie hieß früher Podagra und wurde auch als „Zipperlein" bezeichnet. Heimgesucht wurden davon vorwiegend die Reichen. So konnten die reichen Schichten bei den alten Römern sich ausgesucht verfeinerte Verzehrsgewohnheiten leisten mit ausgesiebtem Mehl und exotischen Besonderheiten sowie reichlichen Fleischgelagen. Heute ist jeder „Zivilisierte" so reich, daß er sich die Gicht leisten kann. Sie ist zu einer Wohlstands- und Volkskrankheit geworden.

Gekennzeichnet ist diese Krankheit durch einen erhöhten Harnsäuregehalt im Blut. Um die sichere Diagnose „Gicht" stellen zu können, ist die Bestimmung der Harnsäurewerte unerläßlich. Vor Jahrzehnten wurden die Harnsäurewerte im Blut beim Gesunden mit 2–4 mg% angegeben. Inzwischen gelten Werte bis zu 8 mg% und darüber noch als „normal". Normal sind sie ganz sicher nicht, aber sie sind üblich. Es ist heute zum Beispiel üblich, daß es kaum noch zehnjährige Kinder ohne Zahnkaries gibt, aber das ist deshalb noch lange nicht normal.

Die krankhafte Erhöhung der Harnsäure ist ein Zeichen, daß der Eiweißstoffwechsel gestört ist. Dabei spielt der überaus große Verzehr von tierischem Eiweiß eine wichtige Rolle. Die Harnsäure ist ein Endprodukt des Eiweißstoffwechsels, insbesondere des Purinabbaus. Purine sind wiederum Bestandteile von Nucleinsäure-Verbindungen. Die Nucleotide (lat. nucleus = Kern) kommen vorwiegend in den Zellkernen vor. Der Verzehr von inneren Organen, die besonders zellreich sind (z. B. Leber), führt daher zur Erhöhung der Harnsäure im Blut und Urin und ist somit für den Gichtkranken besonders nachteilig.

Bei der Entstehung der Gicht spielen außer dem Verzehr von tierischem Eiweiß auch noch andere Faktoren eine Rolle. So ist bekannt, daß ein Mangel an B-Vitaminen Störungen im Eiweißstoffwechsel in Form einer vermehrten Harnsäurebildung hervorruft. Außerdem macht sich der Vitalstoffmangel der üblichen Zivilisationskost in gleichem Maße im Kohlenhydrat- und Fettstoffwechsel bemerkbar.

Koffein in Kaffee und schwarzem Tee sind Purinkörper, deren Abbauendprodukt ebenfalls Harnsäure ist. Eine strenge Enthaltung von Kaffee und schwarzem Tee ist daher für den Gichtkranken notwendig.

Die Harnsäureerhöhung im Blut kann zu Ablagerungen von Harnsäure im Gewebe führen. Dabei kann es zur plötzlichen Ausfällung von Harnsäurekristallen in Gelenknähe kommen. Dies bewirkt einen schmerzhaften Gichtanfall. In manchen Fällen dringen die Kristallnadeln sogar durch die Haut nach außen.

In vielen Fällen treten als Lieblingslokalisation Schmerzen im Großzehengrundgelenk auf. Aber auch das Daumengrundgelenk sowie jedes andere Gelenk kann befallen werden. Der äußere Rand der Ohrmuschel ist ebenfalls eine Lieblingsstelle, an der sich Harnsäure in Knoten ablagert, die sogenannten Tophi.

Die Gicht braucht sich aber keineswegs nur in Anfällen zu äußern und auch nicht nur in Ablagerungen von Harnsäure im Bewegungsapparat. Die Harnsäurevermehrung kann sich zum Beispiel als Migräne oder Hautausschlag zeigen. Nicht selten ist sie auch mit arthritischen oder arthrotischen Veränderungen kombiniert.

Ist die Diagnose „Gicht" vor dem Fasten bekannt, verabreicht man harnsäuresenkende Medikamente, z. B. Colchicin, ein Präparat aus der Herbstzeitlose, um einen Anfall zu verhüten. Colchicin bewirkt nämlich die Ausscheidung der Harnsäure über die Nieren.

Fasten mit anschließender Frischkost und tierisch eiweißfreier Vollwertkost ist die beste Therapie bei Gicht. Selbstverständlich sollte die Behandlung durch entsprechende homöopathische Medikamente unterstützt werden. Die zugrundeliegende Stoffwechselstörung ist auf Dauer jedoch nur durch eine richtige Ernährungsbehandlung zu bessern.

Diabetes

So wie der Gichtkranke sich ständig an eine tiereiweißfreie vitalstoffreiche Vollwertkost halten sollte, so muß auch der Zuckerkranke, der Diabetiker, darauf achten.

Diabetes ist ebenfalls eine ernährungsbedingte Zivilisationskrankheit, bei der sich Fasten bewährt hat. Eine Heilung wird oft versprochen.

Diabetes ist jedoch nicht heilbar, auch nicht durch Fasten! Meistens wird Symptomfreiheit mit Heilung verwechselt. Wenn der Patient keine blutzuckersenkenden Medikamente mehr nehmen muß oder kein Insulin zu spritzen braucht, glaubt er, vom Diabetes geheilt zu sein. Das ist ein Irrtum. Nimmt er seine alten (falschen) Ernährungsgewohnheiten wieder auf, zeigt sich, daß die Bauchspeicheldrüse nicht ausreichend Insulin bildet. Das Krankheitsbild ist noch vorhanden.

Bei Diabetes handelt es sich um eine Stoffwechselstörung, vorwiegend durch den Verzehr raffinierter Kohlenhydrate hervorgerufen. Die Schulmedizin sucht bis heute immer noch nach der Krankheitsursache und begnügt sich mit symptomlindernden Mitteln.

Ob der Diabetes-Patient fasten sollte, muß in jedem Fall individuell vom Arzt entschieden und unter ärztlicher Aufsicht durchgeführt werden. Die richtige Kostform nach dem Fasten ist Frischkost bzw. eine vitalstoffreiche Vollwertkost mit einem großen Frischkostanteil unter Einschränkung bzw. Vermeidung des tierischen Eiweißes und Beachtung der Broteinheiten (s. „Diabetes und seine biologische Behandlung", emu-Verlag).

Gefäßerkrankungen

Die häufigste Gefäßerkrankung ist die Arteriosklerose. Ihre gefährlichste Sonderform ist der Befall der Herzkranzgefäße und dessen Folgeerscheinung, der Herzinfarkt.

Herz- und Kreislauftote stehen in der Todesstatistik an erster Stelle. Statistiken sind – wie so oft – nicht absolut zuverlässig. Tatsache ist jedoch, daß der Herzinfarkt ständig zunimmt und auch immer jüngere Jahrgänge erfaßt. Er ist nicht mehr dem „Tod nach Pensionierung" zuzuordnen.

Gefäßerkrankungen, die dem Herzinfarkt zugrundeliegen, sind ernährungsbedingt, vorwiegend hervorgerufen durch den Verzehr raffinierter Kohlenhydrate, zum Teil auch durch den übermäßigen Verzehr tierischen Eiweißes (s. auch „Herzinfarkt, Herz-, Gefäß- und Kreislauferkrankungen, emu-Verlag).

Bei der Arteriosklerose kommt es zu Ablagerungen krankhafter Stoffwechselprodukte auf der Innenwand der Gefäße, vor allem in Form von Cholesterin und fettartiger Substanzen. Die Innenwände der Gefäße werden dadurch an den betroffenen Stellen uneben und rauh; in schweren Fällen kann es zu geschwürartigen Zerfallsherden, zum Teil mit echter Kalkeinlagerung kommen.

Thrombose gehört ebenfalls zu den Gefäßerkrankungen. An den rauhen Stellen der Gefäßwände können sich Blutgerinnsel (Thromben) bilden, falls die Blutzusammensetzung krankhaft verändert ist.

Kommt es im Gehirn infolge der oben genannten Ablagerungen zum Verschluß eines Gefäßes oder zu einer Blutung, so bezeichnet man dies als *Schlaganfall*.

Betrifft der Gefäßverschluß ein Endgefäß am Fuß, so spricht man von *Brand*.

Dieser krankhafte Prozeß kann sich an jedem Organ abspielen, zum Beispiel ebenso am Auge, am Ohr, an der Lunge.

Bei Gefäßerkrankungen stellt Fasten eine einflußreiche Maßnahme dar. Wie bereits erwähnt, lassen sich die krankhaften Eiweißablagerungen auf der Basalmembran der Kapillaren und im Zwischenzellgewebe beseitigen.

Die Ablagerungen auf der Innenwand der großen Gefäße verschwinden zwar nicht mehr, aber eine gewisse Elastizität der Gefäßwände ist bei Einhaltung einer gesunden Lebensweise doch noch zu erhalten.

Erkennbar ist dies unter anderem an der Normalisierung des Blutdrucks, an der Veränderung der Blutwerte (z. B. Blutfette, Harnsäure), besserer Durchblutung der Haut, gesünderem Aussehen und zunehmendem Wohlbefinden.

Der Patient fühlt sich insgesamt leistungsfähiger.

Es versteht sich von selbst, daß bei Gefäßerkrankungen eine vitalstoffreiche und tiereiweißfreie Vollwertkost notwendig ist.

Hauterkrankungen

Bei hartnäckigen Hautausschlägen, Ekzemen, sogenannter Neurodermitis, Psoriasis ist die Vermeidung von tierischem Eiweiß über lange Zeit nötig. Außerdem ist es erforderlich, alle Salben zu vermeiden. Das Argument, die Haut sei dann unerträglich empfindlich, angespannt, trocken, juckend usw. ist bekannt. Trotzdem ist es nötig, das Eincremen einzustellen, da meistens schon eine empfindliche Reaktion auf die Salbengrundlage vorliegt. Aus diesem Teufelskreis kommt der Hautkranke erfahrungsgemäß nur heraus, wenn er die Kost konsequent (nicht weitgehend!) einhält und das Einschmieren unterläßt.

Sauna ist auch hier eine stoffwechselanregende Unterstützung. Ist kein rundum zufriedenstellender Erfolg da, sollte die Möglichkeit des Fastens mit dem Patienten besprochen werden, da dann oft noch positive Veränderungen auftreten. Erlebt der Kranke dies, ist er durch eine solche Maßnahme beschwerdefrei, fällt es ihm leicht, die notwendige anschließende Ernährung beizubehalten.

Ich erinnere mich an einen Patienten, der so schwer an Psoriasis erkrankt war, daß er jeden Morgen nach dem Aufstehen die auf den Boden gefallenen abgestoßenen Hautpartikel mit dem Besen zusammenkehren mußte und damit ein kleines Eimerchen füllte. Er verschmierte pro Tag ein Kilogramm Salbe, denn sonst war er nicht in der Lage, die Arme und Beine zu beugen.

Eine Fastenkur, mehrere Saunagänge pro Woche und anschließend Frischkost über lange Zeit befreiten ihn endgültig von dieser Krankheit, die ihn von Kindheit an geplagt hatte.

Übergewichtigkeit, Fettsucht (Adipositas)

Damit wir uns recht verstehen – hier ist nicht die Rede von wenigen Pfunden, die aus kosmetischen Gründen stören. Es ist auch nicht die Rede von einer Schlankheitskur, „Heilfasten", Saftfasten, Obstfasten oder ähnlichen Trends, die in Mode gekommen sind, um das Gewicht zu senken. Wir reden und schreiben hier von der krankhaften Übergewichtigkeit, von der Fettsucht, die massive Gesundheitsstörungen mit

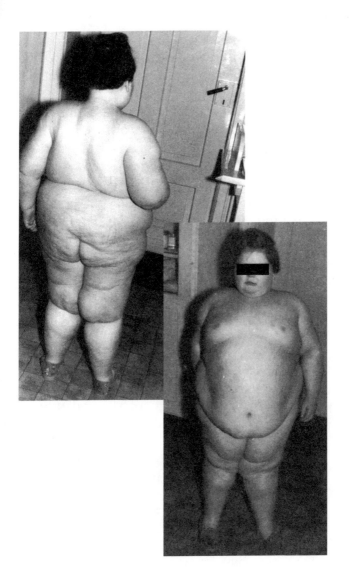

sich bringt. Fälle, wie sie auf den beiden Abbildungen zu sehen sind, waren in meiner jahrzehntelangen ärztlichen Tätigkeit keine Seltenheit.

Hat der Patient die Ursachen erkannt, ist er bereit, gemeinsam mit dem Arzt etwas gegen diese Krankheit zu unternehmen, arbeitet er nachhaltig mit, führt dies zu einem deutlich sichtbaren Ergebnis. Der Kranke erreicht auf Dauer *sein* spezifisches Normalgewicht.

„Bei mir sind es die Drüsen", ist ein Satz, der von Fettsüchtigen oft gesagt wird. Dahinter verbirgt sich natürlich eine Hilflosigkeit, die ausdrückt: „Da kann man nichts machen." Diese Auffassung ist verständlich, versucht doch die sogenannte Wissenschaft, die etablierte Medizin, seit Jahrzehnten der Übergewichtigkeit beizukommen. Ratlosen Patienten werden Diätrezepte von noch ratloseren Ärzten, Diätassistenten, Ernährungsberatern in die Hand gedrückt. Damit kann das Gewicht jedoch nicht dauerhaft reduziert werden, denn die wahren Ursachen werden nicht genannt.

Neben zahlreichen Diätvorschlägen werden freiverkäufliche Präparate angeboten, die Schlankheit versprechen. An Medikamenten gibt es Appetithemmer, die auch als Amphetamine bekannt sind. Wir haben Patienten erlebt, die die Dosierung ständig erhöhten, um überhaupt noch eine appetithemmende Wirkung zu erzielen. Weiterhin gibt es Medikamente, die ein Sättigungsgefühl hervorrufen. Eines der Mittel wurde schamlos von profilierungssüchtigen Professoren, die heute noch an Universitäten lehren, beworben. Ausgesprochen unverantwortlich dabei war, daß sie diese Sattmacher auch für Kleinkinder empfahlen, die angeblich zu viel Appetit hatten. Das Mittel war frei verkäuflich. Die Nebenwirkungen wurden nicht erwähnt bzw. heruntergespielt.

Als weitere Wundermittel wurden und werden Hypnose, Akupunktur, Abmagerungskuren, Weight Watchers, ja sogar Operationen propagiert. Besonders abschreckend sind chirurgische Eingriffe, zeigen sie doch krass die Ausweglosigkeit und letztendlich Resignation, ja Panik der Betroffenen. Es werden dabei Teile des Dünndarms entfernt, um die Ausnutzung der Nährstoffe zu unterbinden bzw. zu verringern. Ganz ohne Dünndarm ist der Mensch nicht lebensfähig. Der Patient ist nach einer solchen Operation, die – wie jede Operation unter Vollnarkose – nicht ungefährlich ist, für den Rest seines Lebens verstümmelt.

Eine andere praktizierte Form der Gewichtsreduzierung ist die operative Entfernung des Fettgewebes. Es handelt sich auch dabei nur um eine Symptombehandlung ohne Nennung der

Ursachen. Abgesehen davon ist auch dieser Eingriff riskant. Es kann zum Beispiel zu Thrombosen und Embolien kommen.

Fettleibigkeit ist ein Problem, das Körper, Geist und Seele angeht. Der ganze Mensch ist betroffen, nicht nur die Fettzellen. Mit nur psychologischer Behandlung ist das Problem nicht zu lösen (Warum panzert sich der Kranke so?). Mit Abmagerungskuren, die ja nur kurzfristig sind, auch nicht. Der verantwortungsvolle Arzt sieht sich den ganzen Menschen an mit seinem Umfeld, seinem Partner, seinem Milieu am Arbeitsplatz, mit seinen geistigen Interessen und seinem ungestillten Lebenshunger, seiner Ersatzbefriedigung „Essen". Jede Fettsucht ist ohne Ausnahme ernährungsbedingt. Jede Fettsucht ist ohne Ausnahme lebensbedingt. Beides ist nicht vereinbar? Das ist es sehr wohl. Hat der Mensch ein falsches Weltbild, erkennt er auch nicht, daß die heute übliche Fabriknahrung von der Natur nicht vorgesehen ist.

Ein Mensch, der von Anfang an gestillt wird, dessen Ernährung anschließend nicht aus Präparaten, sondern aus vollwertigen Lebensmitteln besteht, wird nicht an Fettsucht erkranken.

Fettsucht ist eine Stoffwechselstörung, die durch den Verzehr vitalstoffarmer Fabriknahrungsmittel entsteht, speziell Fabrikzuckerarten, Auszugsmehlen, Fabrikfetten, anderen Präparaten und einem zu geringen Frischkostanteil. Raffinierte Kohlenhydrate werden dann nicht zu den Endprodukten Kohlensäure und Wasser abgebaut, sondern halb oxydiert als Fett in den Fettzellen abgelagert. Der Vitalstoffmangel der Zivilisationskost führt nicht direkt zur Fettsucht, sondern indirekt über die Störung der inneren Drüsen. Die mangelhafte Tätigkeit der Hypophyse, der Schilddrüse, der Nebennierenrinde (und der Eierstöcke) führt zu einer Störung des hormonellen Gleichgewichts. Das Enzym, das den Fettanbau und -abbau in der Zelle lenkt, die Lipase, ist sehr hormonsensibel.

Patienten, die im vorgenannten Sinne mitarbeiten, deren Lebensprobleme aufgearbeitet wurden, steigen zunächst auf eine vitalstoffreiche Vollwertkost um mit drei Mahlzeiten, ohne Zwischenmahlzeit. Auch Obst ist als Zwischenmahlzeit nicht erlaubt, denn die Fettzelle kann nichts anderes, als nur fett sein. Sie füllt ihr Depot unverzüglich auf, wenn Nahrung angeboten wird. Auch durch Obst, das *zwischendurch* gegessen wird.

Erlebt der Patient dabei den ersten Gewichtsverlust, steigt – neben seinem Wohlbefinden – auch die Zuversicht und Erkenntnis um die Zusammenhänge. Noch schnelleren Erfolg erreicht er mit reiner Frischkost. Ist der Patient im

Laufe der Zeit sogar für Fasten zu interessieren, haben Arzt und Patient damit eine ideale Möglichkeit, das Abnehmen und die wiederkehrende Gesundheit zu beschleunigen.

Die Führung des an Fettsucht Erkrankten erfordert sehr viel psychologisches Geschick. Beim Fettsüchtigen ist ja – derb ausgedrückt – auch „die Seele verfettet". Das heißt, die Seelenpflege ist von genauso großer Bedeutung wie die Sorge um das leibliche Wohl.

An dieser Stelle soll der stark gekürzte Dialog mit einer Übergewichtigen wiedergegeben werden, der sich etwa so in der Beratung abgespielt hat: „Jeden Morgen, wenn mein Mann und die Kinder aus dem Haus sind, frühstücke ich noch einmal, und dann fahre ich zum Einkaufen." „Warum fahren Sie jeden Tag zum Einkaufen?" „Weil die Wohnung so leer ist. Ich langweile mich dann und mag auch nicht gern allein sein." „Wie geht es dann weiter?" „Meistens vertrödele ich dabei viel Zeit und muß mich mit dem Mittagessen beeilen. Manchmal klappt es auch nicht mehr mit dem Zubereiten der Mahlzeit." „Was machen Sie dann?" „Neulich habe ich eine Torte gekauft, sozusagen als Ersatz, weil die Kinder ja etwas essen müssen, wenn sie aus der Schule kommen. Als ich zu Hause war, konnte ich aber nicht widerstehen und habe erstmal selbst ein Stück gegessen. Das

Herausschneiden ist aber mißglückt, so daß ich ein zweites Stück nahm, um die anderen Teile besser auf der Tortenplatte auseinanderschieben zu können. Ja, und ehe ich mich versah, hatte ich die ganze Torte aufgegesssen. Danach habe ich nur noch geheult." Mit viel Geduld und Verständnis, selbstverständlich Ernährungsumstellung, wurde die Patientin aus ihrer Problematik und Übergewichtigkeit herausgeführt. Heute ist sie eine lebensfrohe Frau. Langeweile und Leerlauf kennt sie nicht mehr.

Fanatismus schadet nur

Sie merken, daß dies kein Fastenbuch üblicher Art ist. So wie diejenigen, die mit Fanatismus eine vollwertige Ernährung vertreten und jeden dazu bekehren möchten, der Sache schaden, so ist es auch beim Fasten.

Erkenntnisse über eine richtige Ernährung sollten niemandem aufgezwungen werden. Predigen und missionieren Sie nicht. Gehe nicht zu Deinem Fürst, wenn Du nicht gerufen wirst. Sie verschwenden beim Missionieren nicht nur Kräfte, die nicht wieder hereinkommen, Sie verausgaben sich nicht nur – sondern Sie vergraulen auch Ihre Mitmenschen. Ändern Sie doch etwas für sich persönlich. Leben **Sie** gesund.

Vermitteln Sie **anderen** nur etwas, wenn die es wirklich wissen wollen.

Genauso ist es auch mit dem Fasten. Fasten ist eine freiwillige Nahrungsenthaltung. Die Natur zeigt es uns in der Krankheit, wenn diese mit Appetitlosigkeit einhergeht. Dann fastet man eben und ißt nichts. Kein kluger Arzt wird mit der Tür ins Haus fallen und das Fasten vom Patienten fordern. Er wird ihn allmählich dazu hinführen. Und andererseits sollte der Patient niemals fasten, um dem Arzt einen Gefallen zu tun.

Wie lange fastet man?

Auch dies ist natürlich individuell verschieden. Möchte jemand zu Hause mal eine Fastenzeit einlegen, weil er üppige Festtage hinter sich hat, weil das Kochen keinen Spaß macht, weil er nicht nur die Wohnung gründlich renovieren oder aufräumen will, sondern auch sich selbst ... nun, dann ißt er mal einen Tag lang nichts. Oder auch zwei. Oder auch drei. Oder auch eine Woche. Allein das Befinden entscheidet darüber, wie lange gefastet wird.

Es gibt Menschen, denen ist schon flau, wenn sie nur daran denken, daß sie nicht gleich nach dem Aufstehen frühstücken können. Die richtige Einstellung zum Fasten werden sie schwerer erlangen als jemand, der seine erste Mahlzeit am liebsten erst nachmittags zu sich nimmt.

Der Fastenwunsch zu Hause, unabhängig von Krankheiten, kann von jedem verwirklicht werden. Der Fastenwillige braucht sich um seine Energie, seinen Kaliumgehalt oder irgendeinen Mangel keine Gedanken zu machen. Sein gesunder Verstand sagt ihm, ob Fasten sinnvoll ist und wann er es abbrechen sollte. Falscher Ehrgeiz ist natürlich nicht angebracht. Fasten zu Hause darf nicht gemacht werden, wenn jemand „beweisen" will, wie gut er ist. Dabei schätzt er sein Maß eventuell nicht mehr richtig ein.

Die Dauer des Fastens unter ärztlicher Anleitung richtet sich nach dem Befinden des Patienten und den positiven Ergebnissen, die spürbar, meßbar, sichtbar sind. Der erfahrene Arzt kann beurteilen, was dem Kranken zumutbar ist. Ich habe Patienten erlebt, die 40 Tage gefastet haben, in einem extremen Fall sogar 70 Tage. Die meisten Patienten fasteten durchschnittlich ein bis zwei Wochen, ein Großteil auch drei und vier Wochen.

Fasten-Euphorie oder
Gibt es Wunderheilungen?

Bei vielen Patienten ist – aus psychologischen Gründen – mit reiner Frischkost mehr zu erreichen als mit Fasten. Für den Fettsüchtigen bedeutet Gewichtsabnahme beispielsweise nicht nur „endlich schlank werden", sondern er muß auch etwas hergeben, was er sich als Schutzhülle im Laufe der Jahre teuer zugelegt hat. Wenn er Panik bekommt, weil man ihm „alles nehmen will", ist Fasten nicht der richtige Weg. Es ist dann bereits als voller Erfolg zu verzeichnen, wenn er längere Zeit und gern reine Frischkost ißt. Auf Dauer erreicht er damit sogar mehr, denn er darf sich ja satt essen. Und das ist bei den meisten Fettsüchtigen von nicht zu unterschätzender Bedeutung, auch wenn sie es, direkt darauf angesprochen, nicht gern zugeben.

Mir sind fettsüchtige Patienten bekannt, aber auch die an Bulimie (Eß-Brechsucht) leidenden, die mit treuestem Augenaufschlag und leidenschaftlich das Einhalten der Ernährungspläne beteuerten, aber nachts die angelegten Freßdepots in ihren im Klinikgelände geparkten Auto plünderten. Lebensberatung steht hier natürlich an erster Stelle, gepaart mit richtiger Ernährung.

Der Fasten-Euphorie, die heute unter vielen Ärzten (Klinik-Ärzten), aber auch Heilpraktikern, Laien und Beratungsstellen, die sich mit Gesundheit befassen und sogar Fastenleiter ausbilden, ausgebrochen ist, können wir uns nicht anschließen. Es wird dabei nicht individuell genug vorgegangen und oft genug ein Extrem propagiert, gepaart mit Heilsversprechen, die schlichtweg unseriös sind.

- Wenn Heilung von Diabetes versprochen wird, wenn man nur lange genug fastet, ist dies nicht nur falsch, sondern grenzt an Scharlatanerie, denn **Diabetes ist nicht heilbar.**

- Wenn Vorbeuge-Fasten gegen Krebs propagiert wird, ist dies ein unseriöses Versprechen und eine faustdicke Lüge. Auch bei familiärer Disposition kann man sich mit Fasten nicht gegen Krebs schützen.

- Auch mit Saftfasten nach einer bestimmten Methode eines bestimmten Naturheilers ist Krebs nicht besiegbar. Ich (Dr. M. O. Bruker) habe Patienten erlebt, die ihren Tod damit erheblich beschleunigten.

- Wenn die Beseitigung des Bluthochdrucks allein durch Fasten garantiert wird, so ist auch diese Aussage falsch. Beim Bluthochdruck sind zwei Komponenten ursächlich beteiligt: eine ernährungsbedingte und eine spannungsbedingte. Mit Fasten allein ist keine **dauerhafte** Besserung zu garantieren. Bei einem über Jahre bestehenden Dauerhochdruck, ist meistens keine Normalisierung zu erreichen.

Fazit: Fasten ist grundsätzlich zu bejahen unter Berücksichtigung der individuellen Besonderheiten des Fastenwilligen.

Fastenrummel mit unseriösen Heilsversprechungen als Profitquelle: **NEIN!**

Besonderheiten beim Fasten

Das ursprüngliche klassische Fasten nach Dr. med. Otto Buchinger (1878–1966) war Wasser-Tee-Fasten. Die späteren modifizierten Fastenkuren (auch die nach Buchinger) bieten Mineral- und Vitamingaben, Obst- und Gemüsesäfte, Gemüsebrühen, Suppen, Honig, Buttermilch, Magerjoghurt, Reisschleim, Haferschleim, Leinsamenschleim, ja auch schwarzen Tee.

Gepaart sind diese Ergänzungsmittel mit der Angst, der Fastende könne bei Wasser und Tee nicht durchhalten, der Erfolg sei nicht von Dauer, der Fastende leide psychisch unter dieser strengen Maßnahme und könne Gesundheitsschäden davontragen.

Zusätze in Form von Vitaminen, Mineralien u. ä. sind nicht notwendig, da sie nur erforderlich sind, wenn sie zur Verarbeitung der Nahrung benötigt werden. Wenn also die Nahrung wegfällt, sind auch die zur Verarbeitung der Nahrung erforderlichen Stoffe unnötig.

Wie vorausgegangen geschildert, darf es bei richtiger Beratung nicht dazu kommen, daß der Patient die Fastenzeit mit einem Entsagungsgefühl beginnt.

Er muß ja nicht fasten, er darf es!

Er muß ja nicht Wochen durchhalten, er darf selbst entscheiden und probieren, wie weit er kommt!

Alle Maßnahmen haben selbstverständlich ihre Berechtigung. Sie sollten korrekterweise

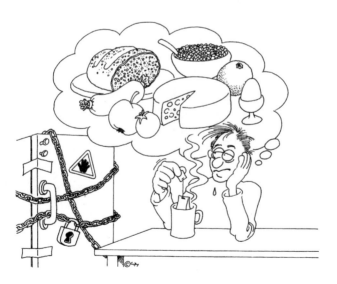

aber nicht als **Fasten**kuren angeboten werden. Denn dabei handelt es sich nicht um Fasten.

Wer während des Fastens immer wieder mit seinen Essensgelüsten kämpft und begierig alle Rezepte und Speisekarten studiert, sollte lieber eine vitalstoffreiche Vollwertkost genießen (eventuell reine Frischkost), statt aus dem Fasten eine Quälerei zu machen.

Fasten gelingt dem Patienten mit Wasser oder dünnen nichtarzneilichen Tees am besten. Warum? Weil Säfte, Gemüsebrühen und andere Flüssigkost die Verdauungssäfte locken und Hunger erzeugen. Der Patient hat das Gefühl, unbedingt etwas essen zu müssen. Also wird ein Haferschleim o. ä. verabreicht. Das ist im Rahmen einer Reduktionskost und Kur in Ordnung. Es handelt sich aber nicht um Fasten. Der Appetit wird unnötig angeregt. Bei Wasser und Tee kann das nicht passieren.

Wenn die Diagnose stimmt, ist die angestrebte Besserung der Beschwerden durch gezieltes Wasser-Tee-Fasten schneller zu erreichen. Sehr wichtig in der Behandlung ist daher eine gründliche Anamnese.

In welcher Jahreszeit sollte am besten gefastet werden?

Der Arzt kann sich nicht nach den Jahreszeiten richten, sondern nur nach der Krankheit. Die fragt nicht, welche Jahreszeit ihr genehm ist. Jeder Patient und jeder Gesunde kann zu jeder Jahreszeit fasten. Den Noch-Gesunden wird verständlicherweise meistens das Frühjahr empfohlen. Die Natur erwacht. Der Mensch erfreut sich daran. Er genießt das Frühjahr, den beginnenden Sommer, das Licht, die Wärme und ist bereit für neue Unternehmungen.

Kann man von einem auf den anderen Tag mit Fasten beginnen?

Ja, das ist möglich. Die aufklärende und erklärende Gesprächsgrundlage über den Sinn des Fastens vorausgeschickt, kann der Patient sofort mit dem Fasten beginnen. Empfehlenswert ist es, vor dem Fasten einige Tage reine Frischkost zu essen. Damit entfällt die Rückresorption von Speiseresten einer Zivilisationskost.

Ist eine gründliche Darmentleerung nötig?

Sie ist sicher sinnvoll. Widerstrebt dem Kranken das Einnehmen von Glaubersalz, sollte ein hoher Einlauf gemacht werden. Beim oralen Abführen löst man etwa 40 g Glaubersalz in einem dreiviertel Liter warmem Wasser auf und trinkt diese Menge zügig innerhalb von einer viertel Stunde. Der Patient sollte sich danach in der Nähe einer Toilette aufhalten, weil der Stuhl flott entleert wird, manchmal explosionsartig.

Bei Magen-Darm-Empfindlichen macht man besser einen Einlauf. Dazu füllt man einen halben bis ein Liter warmes Wasser in einen Irrigator und läßt die Flüssigkeit durch ein gefettetes Darmrohr aus einer Höhe von etwa einem Meter langsam in den Darm einlaufen. Der Patient liegt dazu am besten in linker Seitenlage mit angezogenen Knien, da das Sigmoid und der absteigende Dickdarm links liegen. Der Einlauf kann jeden Tag wiederholt werden. Besonders bei Menschen, die an Verstopfung leiden, ist dies sinnvoll. Die Einnahme von Glaubersalz über längere Zeit ist nicht ratsam.

Wieviel soll der Fastende trinken?

Er trinkt die seinem Durst entsprechende Menge. Das können mehrere Liter pro Tag sein, aber eventuell auch nur geringe Mengen Wasser oder Tee. Ich (Dr. M. O. Bruker) habe selbst mehrmals in meinem Leben gefastet und an manchen

Tagen keinerlei Durst verspürt und dann natürlich auch nichts getrunken. Trinken Sie nach Ihrem Empfinden. Das übermäßige Trinken, das ja meistens empfohlen wird, bedeutet auch im Fasten eine unnötige Belastung von Herz, Kreislauf und Nieren. Außerdem werden dadurch die Schutzkolloide ausgeschwemmt, die jedoch nötig sind, um die Bildung von Nierensteinen zu verhindern.

Es ist grundsätzlich falsch, sich zum Trinken zu zwingen.

Regelmäßiges Wiegen bei Übergewichtigen?

Jeder Übergewichtige freut sich über eine kontinuierliche Gewichtsabnahme. Er spürt, daß seine Kleidung lockerer sitzt, er fühlt sich leichter und wohler. Die Waage bestätigt ihm den Erfolg. Das Wiegen sollte jedoch nicht zu einer Phobie ausarten. In einem Fastenbuch wird empfohlen, „mit der Waage zu leben", da dies das sicherste Mittel sei, das Gewicht zu halten. Das ist nach unserer Erfahrung nicht richtig, da hier falsche Akzente gesetzt werden. Es geht doch letztendlich nicht nur um Gewichtsabnahme, sondern um eine bessere Lebensführung. Zusammenfassend kann man sagen: Kümmern Sie sich nicht um Ihr Gewicht, sondern um Ihre

Gesundheit. Denn wenn Sie gesund sind, haben Sie Ihr richtiges Gewicht!

Welche Hautpflege ist zu empfehlen?

Die Körperausdünstungen während des Fastens riechen unangenehm. Sie sind leicht durch Duschen zu beseitigen.

Die Haut, das Organ mit der größten Oberfläche, soll frei sein für Ausscheidungsprozesse. Sie atmet und wird deshalb auch nicht eingecremt oder eingeölt, weil dies zur Verstopfung der Poren führt. Außerdem wird dadurch die Hautatmung behindert. Sieht die Haut trocken aus und spannt, ist dies ein vorübergehender Zustand. Nach einiger Zeit wird sie glatt, rosig und erholt sein. Je mehr der Versuchung widerstanden wird, kosmetisch nachzuhelfen, um so besser und tiefgreifender ist der Erfolg. Werden bei trockener Haut fetthaltige Salben benutzt, so produziert sie selbst weniger Fett. Dies kann dazu führen, daß der Zustand chronisch wird – je mehr gefettet wird, um so trockener die Haut. Oftmals entsteht nach Jahren ein Hautausschlag, obwohl das gleiche Produkt derselben Firma bisher ohne Nachteile verwendet wurde. Dies ist ein Zeichen dafür, daß eine Empfindlichkeit auf die Trägersubstanz vorliegt.

Zur besseren Durchblutung der Gesichtshaut sind Gesichtswechselbäder empfehlenswert. Das Gesicht wird in ein mit heißem Wasser gefülltes Waschbecken gehalten (ca. 10 Sekunden) und danach sofort in eine Schüssel mit kaltem Wasser getaucht (ebenfalls 10 Sekunden). Diesen Vorgang wiederholen. Bei bestimmten Hautausschlägen, auch Akne, ist diese Maßnahme hilfreich.

Was hilft bei Mundgeruch?

Zum einen hilft häufigeres Zähneputzen. In das Gurgelwasser kann ein Tropfen Pfefferminzöl gegeben werden. Zeigt sich auf der Zunge ein starker Belag, wird er mit der Zahnbürste oder einem Tuch entfernt. Hat der Patient keinen Belag auf der Zunge, keinen Mundgeruch, keinen Körpergeruch, darf man davon ausgehen, daß er mogelt, also doch noch etwas ißt. Die Wirklichkeit zeigt dies jedenfalls.

Es ist außerdem zu prüfen, ob von den Gaumen- oder Rachenmandeln Absonderungen ausgehen. Die dort in den Buchten gebildeten Beläge oder Pfröpfe riechen besonders übel. Sie sind aber leicht zu entfernen, indem man die Mandelbuchten mit dem kleinen Finger unter wiederholtem stärkerem Druck auspreßt. Zerreibt man die Pfröpfe, riechen sie unangenehm. Zu verwechseln sind diese Absonderungen jedoch nicht mit vereiterten Mandeln. Selbst Hals-Nasen-Ohren-Ärzte verfallen diesem Irrtum des öfteren und raten zur Herausnahme der Mandeln, da diese angeblich total zerklüftet und vereitert seien. Besieht man sich diese „Ruinen", kann man feststellen, daß es natürliche Buchten sind, bei dem einen stärker, beim anderen weniger ausgeprägt, in denen sich abgestoßene Epithelien sammeln und sich dort zersetzen. Das sind dann die geschilderten Pfröpfe, die angebliche „Vereiterung". Abhilfe schafft hier das beschriebene Auspressen. Nach mehrmaliger Anwendung, die man selbst beliebig oft und ohne Nebenwirkungen wiederholen kann, bleibt die Produktion der Beläge und Pfröpfe aus.

Bekannt ist auch das „Rödern", benannt nach dem Arzt Dr. Heinrich Röder. Er propagierte das Absaugen der Mandeln mit einem gläsernen Saugnapf, bei dem an einem Ende ein Gummiball angebracht ist. Der Saugnapf wird auf die Mandel gesetzt. Durch das Zusammendrücken des Balls und das Loslassen entsteht die absaugende Wirkung.

Fasten und Medikamente

Allopathische Medikamente wirken in der Fastenzeit zu stark. Sie sind nach Möglichkeit in der Dosis zu reduzieren oder ganz abzusetzen.

Während des Fastens sind homöopathische Medikamente die Mittel der Wahl. Der Arzt muß jeweils entscheiden, welche Verordnungen zu treffen sind.

Bewegung während des Fastens

Der Mensch ist nicht nur auf Leistung, sondern auch auf Bewegung angelegt. Der gewohnte

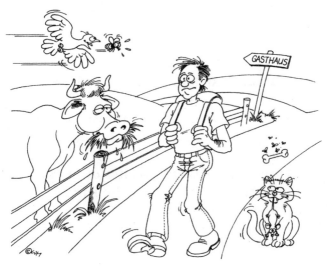

Spaziergang, Laufen, Wandern, Schwimmen sollten auch während des Fastens weiter durchgeführt werden. Es gibt ja bekanntlich kein schlechtes Wetter, sondern nur unzureichende Bekleidung. Also hinaus bei jedem Wind und Wetter. Es gilt nach wie vor die Regel, während des Fastens täglich eine Stunde zu gehen.

Auch hier ist das Befinden wieder Richtschnur.

Herz- und Kreislauftätigkeit werden durch flottes Marschieren positiv in Schwung gebracht, die erwünschten Ausscheidungen (über Schweiß und intensive Atmung) angeregt.

Liegen schmerzhafte Gelenkerkrankungen vor, ist Schonung angesagt, denn der Schmerz signalisiert ja bereits, daß das Gehen einzuschränken ist.

Frieren während des Fastens

Bei vielen Fastenden ist der Wärmehaushalt verändert, so daß sie leicht frieren, vor allem magere Menschen.

Während des Fastens schaltet der Organismus auf „Sparflamme". Frösteln, kalte Hände, kalte Füße sind dann normal. Da hilft nur eines: Wärme und Bewegung. Warme Bekleidung, Sauna, ein warmes Bad, Wärmflasche, ein heißer

Tee wirken oft Wunder. Alle Patienten erhielten während ihres Klinikaufenthaltes täglich zweimal einen heißen Heublumensack auf die Lebergegend – auch diejenigen, die nicht gefastet haben.

Der Heublumensack ist übrigens angezeigt bei allen Erkrankungen, bei denen örtliche Wärme Linderung bringt. Dazu gehören Leber-, Galle-, Magen-, Darm- und Bauchspeicheldrüsenkrankheiten, rheumatische Erkrankungen, Arthrose, Arthritis, Gelenkbeschwerden, Kreuzschmerzen, Verspannungen im Nacken- und Schulterbereich, Kniebeschwerden, Ischialgie, „Hexenschuß", andere Bauchbeschwerden wie Periodenstörungen, aber auch allgemeines Unwohlsein.

Der Heublumensack gehört zu den ältesten Naturheilverfahren. Er sollte in keinem Haushalt fehlen, da er problemlos und ohne Nachteile von jedem angewendet werden kann. Man kann ihn in der Apotheke kaufen, sollte aber darauf achten, daß die Maße nicht zu klein ausfallen. Am besten und billigsten stellt man ihn selbst her. Dazu näht man einen kleinen Sack aus Leinen von etwa 30 × 40 cm und füllt ihn mit 400 bis 500 Gramm Heublumen. Sie sind in der Apotheke oder Drogerie erhältlich, können aber auch im Sommer selbst gesammelt und getrocknet werden. Die Füllung sollte so bemes-

sen sein, daß der Beutel nicht stramm vollge-
preßt wird, sondern die Heublumen noch lok-
ker bewegt und dem Körper angepaßt werden
können. Der Sack wird nun zugenäht und in
strömendem Dampf stark erhitzt.

Im Haushalt füllt man dazu einen großen
Kochtopf zu einem Drittel mit Wasser, hängt
ein Sieb hinein oder stellt ein höheres Gefäß mit
der Öffnung nach unten auf den Boden des
Topfes. Der Heublumensack wird in den Topf
gelegt, er darf mit dem Wasser nicht in Berüh-
rung kommen. Das Wasser wird bei geschlosse-
nem Topf zum Kochen gebracht, so daß die auf-
steigenden Dämpfe die Heublumen durchdrin-
gen können. Wenn der Heublumensack sehr
heiß und feucht ist, legt man ihn auf die entsprechende Körperstelle und deckt sie sofort gut ab.
Am besten liegt der Patient dazu im Bett auf einem großen Tuch, das um den Leib herumgelegt
wird. Er deckt sich anschließend gut zu. Nach
etwa einer halben bis einer Stunde kann der
Heublumensack entfernt werden, auf jeden Fall
aber dann, wenn er sich unangenehm naßkalt
anfühlt. Die Patienten fühlen sich bei dieser
Anwendung so wohl, daß sie schon immer
sehnsüchtig auf ihre Heublumenstunde warten
und oft genug während der Maßnahme ein-
schlafen. Diese Auflage kann täglich gemacht
werden.

Die unter der feuchten Wärme ausströmenden arzneilichen Substanzen der Heublumen, die ätherischen Öle, wirken wahre Wunder und sind jeder Wärmflasche vorzuziehen.

Wird die Leber während des Fastens besonders belastet?

Die Leber ist das Organ, das die vielfältigsten und größten Aufgaben im intermediären Stoffwechsel zu erfüllen hat. In der Leber wird nicht nur die Gallenflüssigkeit gebildet, sondern es erfolgt dort unter anderem auch die Umwandlung von Monosacchariden in Glykogen und dessen Speicherung, die Bildung von Proteinen, Synthese und Verwertung von Cholesterin, Fettsäureabbau, die Entgiftung und Ausscheidung toxischer Substanzen u.v.m. Die Leber kann hunderte Vorgänge zur gleichen Zeit ausführen. Das bringt nicht die perfekteste chemische Fabrik fertig. Ein Wunderwerk. Das Ausscheiden von Stoffwechselzwischenprodukten und exogen zugeführter toxischer Substanzen gehört zu ihren Aufgaben. Sie ist damit während des Fastens nicht besonders belastet, wie so oft gesagt wird. Im Gegenteil, während des Fastens ist sie ja entlastet, da das Essen eingestellt wird. Wie schon erwähnt, lagern sich im

Fett des Übergewichtigen Umweltgifte, z. B. DDT, ab. Da diese fettlöslich sind, werden sie während des Fastens mobilisiert und „überschwemmen" den Organismus. Eine Belastung bedeutet dies für die Leber allerdings auch nicht, denn dazu ist sie ja da. Das Unwohlsein, das sich beim Fastenden eventuell einstellt, äußert sich dann in Symptomen, wie sie bei einer „Vergiftung" auftreten würden (Übelkeit, Kopfschmerzen usw.).

Sonnenbäder

Wird in der warmen Jahreszeit gefastet, sind Sonnenbäder sehr zu befürworten. Um einen Wärmestau zu verhüten, legt sich der Patient völlig unbekleidet in die Sonne. Er beginnt mit etwa 10 Minuten und kann mit fortschreitender Bräunung das Sonnenbad unbegrenzt ausdehnen. Eine schmerzhafte Rötung zeigt an, daß zu viel des Guten getan wurde. Hautkrebs entsteht durch Sonnenbäder natürlich nicht.

Sauna und Fasten

Wer daran gewöhnt ist, kann auch während des Fastens saunieren. Sauna ist eine wunderbare Entspannung und zugleich ein gutes Herz- und

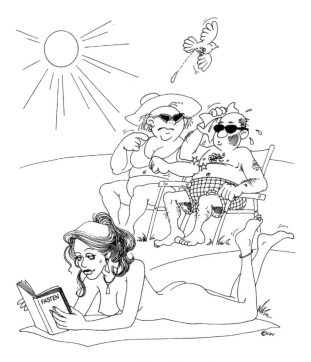

Kreislauftraining. Es handelt sich um eine Hitzeanwendung in extrem trockener Luft. Im Gegensatz zum Dampfbad wird Schweiß abgesondert, der durch die entstehende Verdunstungskälte längeren Aufenthalt ermöglicht, ohne den Kreislauf zu belasten. Man kann mit dieser Gesundheitsmaßnahme gar nicht früh genug beginnen. Ideal ist es, wenn bereits Kinder damit vertraut gemacht werden. In Finnland habe ich diese „Schwitzstuben" vor mehr als 50 Jahren

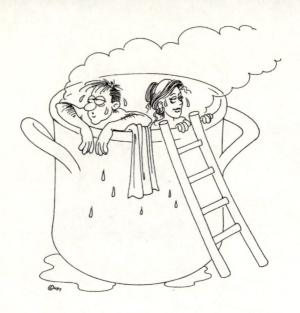

kennengelernt und seither mit großem Erfolg Patienten mit den verschiedensten Beschwerden empfohlen. Inzwischen ist sie ja auch in Deutschland weit verbreitet.

Wer kann in die Sauna gehen?

Jeder, der in die Sauna **gehen** kann!

Sie ist bestens geeignet, sogenannten Erkältungen vorzubeugen. Bei bereits bestehenden Infekten ist der Saunabesuch nicht sinnvoll. In der Prophylaxe, in der vorbeugenden Maßnahme liegt der heilende und bessernde Effekt. Saunabäder sind ganz allgemein zur Steigerung des Wohlbefindens angezeigt, bei sogenannten „Kreislaufbeschwerden", bei zu hohem oder zu niedrigem Blutdruck (selbstverständlich auch bei normalem), als Rehabilitationsmaßnahme nach einem Herzinfarkt, bei rheumatischen Erkrankungen, Gicht, Störungen des vegetativen Nervensystems – rundum, es gibt keine gesundheitliche Störung, die den Saunabesuch verbietet. Ausnahme ist der oben erwähnte Infekt und eine akute oder chronische schwere Krankheit, die es nicht ermöglicht, daß der Patient noch in die Sauna *gehen* kann. Dazu gehören zum Beispiel auch hochgradige Erschöpfungszustände.

Immer wieder wird angefragt, ob Menschen mit Krampfadern die Sauna besuchen dürfen. Selbstverständlich, da gerade hier ein intensives Gefäßtraining sinnvoll ist. Noch besser ist es natürlich, die Krampfadern mit 27%-iger Kochsalzlösung veröden zu lassen, um von diesem unschönen Übel für immer in wenigen Minuten befreit zu sein.

Da über den Saunabesuch die widersinnigsten Ratschläge in Umlauf gebracht werden, hier original finnische Tips:

Jeder regelt den Saunabesuch nach seinem persönlichen Empfinden und nicht nach vorgegebener Zeit und Verordnung.

Das Duschen vor Betreten der Sauna sollte lediglich eine kurze Reinigung sein. Der Körper wird danach gut abgetrocknet. Der Besucher bleibt in der auf 80 Grad angeheizten trockenen

Sauna so lange, wie er es vertragen kann. Hat er bereits nach 3 Minuten das Empfinden, aufhören zu müssen, sollte er dies tun. Behagt es ihm auch nach 10 oder mehr Minuten noch, kann er bleiben. Ausschließlich das eigene Empfinden, die innere Uhr, regelt die Aufenthaltsdauer. Vor dem Hinausgehen setzt man sich am besten einige Minuten aufrecht. Nach dem Verlassen der Sauna folgt sofort der kalte Guß auf den noch warmen Körper. Der Schlauch von etwa 3 cm Durchmesser wird langsam vom rechten Fuß bis zum Oberschenkel geführt, so daß der handbreit übersprudelnde Wasserstrahl das Bein mantelförmig umschließt. Danach folgt der Guß von der rechten Hand ausgehend über den rechten Arm zur Schulter und – gegenseitig – vom linken Fuß über Oberschenkel, Bauch, Rücken, Hand und Arm zur linken Schulter.

Die Reihenfolge muß nicht genauso eingehalten werden, empfehlenswert ist es jedoch, mit dem (herzfernen) rechten Fuß zu beginnen.

Insgesamt sollte man nicht mehr als zwei Saunagänge durchführen. Bei mehreren Gängen werden die Anpassungsmöglichkeiten des Organismus überfordert.

Es ist auch nicht empfehlenswert, zwischen den Saunagängen Liegepausen einzuplanen, wie man es üblicherweise in den Saunen handhabt.

Dabei besteht die Gefahr anschließender „Erkältung", da der Wärmeentzug beim Liegen wenig spürbar ist. Beide Saunagänge sind als eine einheitliche Maßnahme anzusehen, denn ist die Pause zu lang, fällt der neue Saunagang bereits in die beginnenden Körperreaktionen.

Die trockene Sauna entspricht der klassischen finnischen Methode. Zum Abschluß kann, wenn gewünscht, ein Aufguß vorgenommen werden.

Saunabesuche können auch im Sommer beibehalten werden. Derjenige, der dabei nicht schwitzt, sollte trotzdem regelmäßig saunieren.

Gönnen Sie sich diesen herrlichen Badespaß, der dazu noch sämtliche Stoffwechsel- und Kreislaufabläufe positiv aktiviert und entspannend wirkt.

Fastenkrisen

Man hört und liest immer wieder von Fastenkrisen. Diese müssen aber nicht sein und kommen auch nicht bei allen vor.

Wir müßten zunächst klären, was wirklich unter einer Fastenkrise zu verstehen ist. Die ersten drei Tage werden manchen Fastenden etwas schwerfallen. Das ist normal und nicht als Fastenkrise zu bezeichnen. Am besten überwindet der Patient diese Zeit, indem er konsequent bei Wasser bleibt und seine Geruchs- und Geschmacksstoffe in keiner Weise anregt. Ist diese Hürde genommen, fällt ihm das Fasten leichter. Es ist keine Seltenheit, daß Fastende berichten, sie könnten jemandem beim Essen zuschauen, es mache ihnen absolut nichts aus.

Eine Fastenkrise **kann** eventuell nach einer Woche auftauchen. Dann fühlt der Patient sich etwas unsicher auf den Beinen. Er klagt möglicherweise über Schwindel, Übelkeit, Kopfschmerzen. Im Bett bleiben, sich ausruhen, schlafen, homöopathische Mittel und gutes Zureden sind dann hilfreich.

Übelkeit und Kopfschmerzen können auch andere Gründe haben, besonders beim übergewichtigen Patienten. Schadstoffe – wir sind ihnen ja permanent ausgesetzt – haben die Neigung, sich im Fettgewebe abzulagern. Durch die Gewichtsreduzierung werden sie mobilisiert und freigesetzt. Der Fastende zeigt dann Symptome, wie sie bei Vergiftungen auftreten.

Kopfschmerzen kommen auch vor, wenn der Fastende keinen Kaffee oder schwarzen Tee mehr trinkt, an den er gewöhnt war. Die Entzugserscheinungen können sogar in Form einer Migräne auftreten. Bei konsequenter Haltung – also keinen Kaffee, keinen Tee – verschwinden sie auf Dauer. Kopfschmerzpatienten berichten oft, daß der Schmerz vergeht, wenn sie Kaffee/ Tee trinken. Sie stecken bereits in einer Abhängigkeit, die nur durch Entzug zu beheben ist. Wenn der Arzt dies weiß und dem Patienten erklärt, kann er ihm über die Krise hinweghelfen.

Während des Fastens versucht der Organismus, alte Krankheitsherde zu beseitigen. Dies kann sich zum Beispiel darin äußern, daß ein kranker Zahn (toter Zahn!), der bisher keinerlei Beschwerden machte, sich mit Schmerzen meldet. Dies ist jedoch keine Fastenkrise, sondern ein Gesundheitsprozeß.

Fasten ist Neubeginn. Wenn der Patient fastet, kommt er zur Ruhe, kann abschalten. Er nimmt sich endlich Zeit für sich, kann die Bücher lesen, die er sich schon immer mal gönnen wollte, oder sie/er tut einfach mal gar nichts, läßt los. Wissen Sie, was „Kreuzworträtselfasten" ist? Enthaltung von festgefahrenen Gewohnheiten. Zum Beispiel zeitweiliger Verzicht auf Radio, Kassetten, Fernsehen, Stricken, Kreuzworträtsel, Bücher (wenn sie zur ablenkenden Sucht geworden sind) und andere Abhängigkeiten.

Jeder Mensch **ist** nicht nur sein Schicksal, sondern **hat** auch sein Schicksal im Gepäck. Im Nachdenken, im Auf-sich-zurückgeworfen-Sein, kann es auch zu Krisen kommen. In der Lebensberatung, die zugleich Lebensbegleitung ist, schaut man mit dem Patienten dessen Vergangenheit an, arbeitet Probleme auf – jedoch immer mit dem Ziel, ihn positiv und zukunftsorientiert einzustimmen.

Einen Patienten, der bereits in tiefster Depression steckt, den seine Lebensprobleme „durchschütteln", wird kein verantwortungsbewußter Arzt in dieser Phase auch noch fasten lassen.

Bei den oben angesprochenen Krisen handelt es sich um „Durchhänger", die während des Fastens auftreten können, aber nicht müssen und dann auch unter kundiger Leitung zu bewältigen sind.

Was ist während des Fastens nicht erlaubt?

Ein Arzt, der Verbote ausspricht, ist kein kluger Arzt. Der Arzt kann immer nur raten. Dies gilt grundsätzlich.
Der Fastende sollte sein Maß erkennen.

- Wer zum Beispiel bisher Sport getrieben hat, darf dies auch während der Fastenzeit tun, wenn ihm danach ist und er sich dabei gut fühlt.
- Wer das Bedürfnis hat, mehr zu schlafen als sonst, sollte diesem Wunsch nachgehen.
- Wer – wie immer – seiner gewohnten Arbeit

nachgehen möchte, muß ausprobieren, ob er dazu fähig ist.

- Wer meint, er sei bärenstark ... es wird sich zeigen!

Außer den bereits angegebenen Richtlinien gibt es keine grundsätzlichen Verbote und Gebote während des Fastens.

Es versteht sich von selbst, daß Drogen nicht zu einer gesunden Lebensführung passen, dazu gehören Kaffee, schwarzer Tee, Alkohol, Nikotin, Tabletten und andere Drogen. Kaffee und Alkohol wirken bekanntlich während der Fastenzeit viel intensiver.

Ein Fastenwilliger hat sich ohnehin bereits mit einer anderen Lebensweise auseinandergesetzt, sonst würde er ja nicht fasten. Jemand, der noch am Kaffee oder an der Zigarette hängt und diesem Laster auf dem Fastenweg beikommen will, wird erleben, daß ihm beide Gewohnheiten nicht mehr so recht behagen. Es wäre sehr zu empfehlen, sich von diesen Abhängigkeiten schon *vor* dem Fasten zu befreien. So könnte das Fasten psychologisch eine Stütze sein, den lange gehegten Wunsch, den er bisher nicht verwirklicht hat, in die Tat umzusetzen.

Tiefgehende bestehende Abhängigkeiten können jedoch ohne psychologische Führung und ohne entsprechende Erkenntnis allein nur durch Fasten nicht beseitigt werden.

Wer die Erfahrung der Älteren verwirft und vernachlässigt und glaubt, nur an der neuesten Behandlung den rechten Weg gefunden zu haben, der täuscht sich selbst und die anderen.

HIPPOKRATES

Fastenerfahrung zu Hause

Wie problemlos Fasten auch zu Hause durchgeführt werden kann, erfährt man am besten durch die Praxis. Elke Lenz, aus Berlin, Gesundheitsberaterin GGB, hat sich zum ersten Mal mutig auf dieses Abenteuer eingelassen. Sie schickte uns im Dezember 1994 folgenden munteren Bericht:

Seit vielen Jahren hörte ich von Freundinnen und Kursteilnehmern die Berichte über intensive Fastenerfahrungen, hörte Vorträge und las

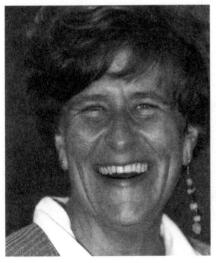

Elke Lenz

Berichte zum Thema Fasten. Ich wußte, Fasten ist gut für die anderen, aber ich brauche lebensnotwenig meine Nahrung, konnte mir nicht vorstellen, ohne Essen zu leben.

Nachdem ich mich in den ersten sieben Monaten dieses Jahres großen seelischen Belastungen stellen mußte, die das Leben für mich bereithielt, hatte ich im August zwei Tage lang das starke Bedürfnis nach innerer „Reinigung". In mir wuchs der Gedanke: „Jetzt kann ich auch fasten", was mich sehr erstaunte, aber folgerichtig war. Meine Freundinnen reagierten verblüfft und versorgten mich reichlich mit Büchern und Fasteninformationen.

Da ich top-gesund bin, beschloß ich, ohne ärztliche Begleitung zu fasten. Es begann mit dem „Entlastungstag", der für mich ganz normal war, morgens Frischkornbrei, nachmittags Frischkost.

Am nächsten Morgen löste ich mir einen Eßlöffel Glaubersalz in lauwarmem Wasser auf, was sehr schnell zu einer kräftigen Darmentleerung führte.

Nun hatte ich ein Problem mit der gängigen Fastenliteratur, in der Saftfasten und Gemüsebrühe empfohlen wird. Ich trinke nie Säfte – warum jetzt? In Gemüsebrühe sind auch Nahrungsreste. Heißt Fasten nicht, die Organe sollen zur Ruhe kommen, auf Reserve umschalten und sich von dieser ernähren? Von einer Kollegin hörte ich, daß es kein Problem ist, wenn ich nur mit Tee und/oder Wasser faste. Das kam meinem Bedürfnis sehr entgegen.

Also kochte ich mir jeden Morgen zwei große Thermoskannen unterschiedlicher Kräutertees, die ich über den Tag verteilt trank. Ich trank ca. 2–2 $1/_2$ Liter. Der heiße Tee tat mir gut, da ich ein erhöhtes Wärmebedürfnis hatte. Ich zog mich auch entsprechend der Außentemperatur wärmer an und ging mit Wollsocken und Wärmflasche schlafen.

Die ersten beiden Tage fühlte ich mich etwas reduziert. Am dritten Tag war ich in sehr euphorischer Stimmung, die sich in eine arbeitsintensive Phase wandelte. Ich brauchte wenig Schlaf, war sehr wach und klar und bei mir, in mir ruhend – unabhängig von der Außenwelt. Ich hatte keine Hungergefühle, Essensgerüche waren mir eher unangenehm.

Übelriechende Ausdünstungen oder Mundgeruch stellte sich auch nicht ein, ab und zu hatte ich eine pelzige Zunge, dann kaute ich Kalmuswurzel.

Mein normaler Alltag ging weiter, dazu mein täglicher Spaziergang um den Schlachtensee, den ich bei kräftigem Schritt in 55 Minuten umrunde, und einmal pro Woche ein Saunabesuch, der mir bestens bekam.

113

Jeden Morgen nach dem Aufstehen machte ich mir einen hohen Einlauf und war erstaunt, daß täglich zu Kügelchen geformter Darminhalt sich entleerte.

Zuerst hatte ich mir vorgenommen, sieben Tage zu fasten. Als es mir danach supergut ging, erhöhte ich auf zehn Tage, danach auf vierzehn Tage.

Als ich mich am dreizehnten Tag mühsam um den Schlachtensee schleppte, wußte ich: am nächsten Tag werde ich fastenbrechen.

Am nächsten Tag nachmittags aß ich einen reifen Apfel. Es war eine Wonne! So lecker hat mir noch nie ein Apfel geschmeckt – eine echte Delikatesse!

Am nächsten Morgen aß ich zum Frühstück einen Eßlöffel Dinkelflocken (frisch gepreßt) und einen geriebenen Apfel mit etwas Zitronensaft. Köstlich!

Mittags gab es eine kleine Rohkost, abends geriebener Apfel und Möhre mit etwas Zitrone.

Ich vertrug alles wunderbar, so konnte ich täglich die Menge etwas steigern.

Nach drei Tagen aß ich morgens wieder meinen normalen Frischkornbrei und nachmittags meine Rohkostschüssel.

Mein Geruchs- und Geschmackssinn haben sich nach dem Fasten sehr verfeinert. Am meisten beeindruckt mich die Erfahrung, tat-

114

sächlich ohne Nahrung sein zu können, keine Zeit und Energie für Einkauf und Zubereitung zu benötigen, völlig unabhängig zu sein und dadurch einen großen Gewinn an Kraft und Klarheit für andere Dinge zu haben. Damit wurde mir klar, daß Essen in meinem Leben ein Liebesersatz war, sonst wäre ich nicht fünfzig Jahre meines Lebens so existentiell darauf angewiesen gewesen.

In den letzten Jahren hatte ich Gewichtsschwankungen und wünschte mir ein stabiles Gewicht. Ich begann am ersten Fastentag mit 67 kg und beendete das Fasten am 14. Tag mit 60 kg. Nach vier Monaten hat sich mein Gewicht zwischen 63 und 64 kg eingependelt, womit ich mich sehr wohl fühle.

Ich freue mich schon auf die nächste Fastenerfahrung, vermutlich im nächsten Frühjahr.

Pfundiges

Die Bibel rät, die weisheitsvolle,
Daß mit dem Pfund man wuchern solle.
Kann sein. Doch weh, wenn ohne Grund
Ins Wuchern kommt von selbst das Pfund,
Sei's, daß an Mädchen jung und nett,
Es ansetzt unerwünschtes Fett,
Sei's, daß der Leib von braven Rentnern
Hinauf sich wuchert zu drei Zentnern.
Dies muß zum Widerspruche reizen:
Der Mensch soll mit dem Pfunde geizen!

EUGEN ROTH

Der große Fastenmarsch

Während des Fastens muß nicht unbedingt eine sportliche Leistung vollbracht werden, wie sie die schwedischen Vegetarier in den fünfziger und sechziger Jahren durchführten.

Da das Ereignis und die Ergebnisse aufsehenerregend waren, soll der Vortrag, den Dr. med. Karl-Otto Aly darüber beim 18. Weltkongreß der Internationalen Vegetarier-Union 1965 in England hielt, hier wiedergegeben werden.

Im Jahre 1954 versetzten elf schwedische Vegetarier die Welt, und vor allem die medizinische Wissenschaft, in größtes Erstaunen, indem sie einen Marsch unternahmen, der nach allen gültigen Auffassungen der Fachwelt als unmöglich gelten mußte: ein ausschließlicher Fußmarsch in zehn Tagen über 500 Kilometer – von Göteborg nach Stockholm – bei nichts als Wasser, ohne jede Nahrung! Jener historische Fastenmarsch wurde unter überaus harten Bedingungen durchgeführt, ungeachtet aller Erschwernisse und aller unheilverkündenden Prophezeiungen führender medizinischer Autoritäten. Die Fachwelt schrieb vor dem Beginn dieses ersten Fastenmarsches, daß voraussichtlich keiner der Elf das Ziel erreichen werde, und daß die Teilnehmer des Versuchs bald schlapp, gereizt, unwirsch und gehässig werden würden, wie man es ja in allen Hungergebieten kennengelernt hatte.

Die Prophezeiungen geschahen allerdings in völliger Unkenntnis der Tatsache, daß zwischen Hungern und Fasten körperlich und seelisch ein grundlegender Unterschied besteht. Es wurde weiterhin behauptet, die Fastenden würden bald erschöpft sein, sie würden aus Mangel an Kalorien und Eiweiß Hungerödeme und Vitaminmangelkrankheiten nebst schweren Herzleiden usw. bekommen. Es bestand bei den Autoritäten der Ernährungsphysiologie kein Zweifel darüber, daß das Unternehmen von Anfang an zum Mißlingen verurteilt war.

Das Ergebnis war aber ganz anders: Alle elf Teilnehmer erreichten das Ziel in auffallend guter körperlicher und seelischer Frische. Nur zwei von ihnen mußten die Marschstrecke um ein paar Kilometer abkürzen, nicht weil sie nicht in guter Allgemeinverfassung gewesen wären, sondern nur wegen Knie- und Fußbeschwerden. Keiner mußte das Fasten abkürzen. Keiner wies irgendwelche Schädigungen auf, welche in den anschließend durchgeführten genauesten klinischen und Laboratoriumsuntersuchungen hätten festgestellt werden können, abgesehen von den besagten Fußbeschwerden.

Führende Mediziner, Physiologen und Sportärzte waren rechtzeitig eingeladen worden, den Marsch zu überwachen und die physiologischen Vorgänge, die sich dabei ereignen würden, zu studieren, um damit das Wissen und das Interesse für das Fasten zu erweitern, das in Schweden so gut wie unbekannt war. Aber es bestand auf der Seite der Medizin kein Interesse, und die Aufnahme einer Anzeige in der Wochenschrift der schwedischen Ärzteschaft mit einem diesbezüglichen Aufruf wurde abgelehnt! Die Tagespresse zeigte natürlich ein sehr großes Interesse, denn das war ein ungewöhnlicher und sensationeller Stoff. Der günstige Ausgang des Experimentes, der von niemand erwartet worden war, fand entsprechende Beachtung. Aber das Ergebnis blieb eine Tagessensation, die bald wieder vergessen war. Das Fasten als ein hilfreicher Heilweg für Kranke blieb nach wie vor unbekannt, uninteressant und „allgemeingefährlich". Und doch war eine wichtige Tatsache ins Unterbewußtsein des Volkes und der Wissenschaftler eingegangen, die Tatsache, daß der Mensch – unter gewissen Umständen – selbst bei härtesten körperlichen Belastungen mindestens zehn Tage lang ohne jede Nahrungszufuhr nicht nur vegetieren, sondern offenbar ohne Schädigung sehr wohl leben und dabei sogar lange Strecken gehen kann.

Kurz danach verirrte sich ein junges Mädchen in der Einöde Norrlands und kam nach mehreren Tagen Quellwasserdiät wohlbehalten in bewohnte Gegenden zurück. Sie erklärte, das Wissen von dem Fastenmarsch habe ihr Mut zu einem eigenen „Fastenmarsch" gemacht und ihr auch geholfen, die Strapazen leicht zu überstehen.

Das ermutigende Ergebnis des ersten Fastenmarsches veranlaßte den Initiator und Leiter des Marsches von 1954 – Zahnarzt Dr. Lennart Edrén, Stockholm –, zum zehnten Jahrestag des Ereignisses einen neuen Fastenmarsch zu organisieren. Dieser fand im August 1964 statt.

Dieses Mal bestand die Teilnehmergruppe aus neunzehn Gängern und einem zwanzigsten, der fastend und filmend die übrigen auf dem Fahrrad begleitete. Verglichen mit 1954 bestanden ein paar wesentliche Unterschiede: Vierzehn der Teilnehmer waren Vegetarier, von denen sechs schon am ersten Fastenmarsch vor zehn Jahren teilgenommen hatten, und fünf waren „Normalverbraucher". Der neue Fastenmarsch wurde gründlich überwacht und untersucht durch eine medizinische Hochschul-Forschungsgruppe vom Karolinska Institutet und vom Gymnastischen Zentralinstitut (Physiologische Abteilung in Stockholm, Leiter: Doz. Bengt Saltin). Das ermöglichte eingehendste

Untersuchungen und Analysen hinsichtlich der körperlichen Leistungsfähigkeit, der Blutchemie, des Stoffwechsels usw. mit Hilfe der technischen Einrichtungen einer modernen Universitätsklinik. Ein Labor-Autobus begleitete die Gänger und es wurden unterwegs laufend Blut- und Stoffwechseluntersuchungen durchgeführt. All das erleichterte den 500 km langen Gewaltmarsch mit leerem Magen nicht gerade. Ich war selbst der einzige Arzt, der aktiv am Marsch teilnahm auf Grund langjährigen Interesses für das Fasten und für gesunde Lebensführung im Sinne Bircher-Benners – 35 Jahre, davon 15 Jahre als Vegetarier – und meines tiefwurzelnden Glaubens an die Bedeutung der Ordnungsgesetze des Lebens, denen ich dienen möchte. Ich hoffte, meine Teilnahme werde die Bedeutung des Fastenmarsches und des Heilfastens für die Medizin unterstreichen und den Wissenschaftlern, die im allgemeinen mit den physiologischen und therapeutischen Umständen des Fastens völlig unvertraut sind, helfen, gewisse Ergebnisse zu deuten und auszuwerten. Es lag mir auch daran, eine Bresche für das Heilfasten schlagen zu helfen.

Statt nur aus Wasser, wie im Jahre 1954, bestand unsere „Diät" im Jahre 1964 aus 2,7 Liter Flüssigkeit, wovon 0,4 Liter Frucht- und Rohsäfte, einer Vitamin-Mineralien-Kapsel (Omnibionta Merck, jedoch nicht von allen genommen), etwas Kalk (ein Teelöffel Metz Aktivkalk) und Pollen (Blütenstaubtabletten) im Tag. Das Interesse für die Vitaminkonzentrate nahm aber nach wenigen Fastentagen rapid ab. Die Gesamtkalorienzufuhr betrug 200 Kalorien pro Tag. Es wurden keine festen Nahrungsstoffe eingenommen.

Ein erwachsener Mann braucht nach allgemeiner Schätzung mindestens 4000 Kalorien pro Tag, um einen Fußmarsch von 50 Kilometern durchzuführen. Wir kamen statt dessen mit nur 200 Kalorien pro Tag aus! Und das während zehn Tagen hintereinander! Die Wegstrecke war dieselbe wie im Jahre 1954: 500 km in zehn Tagen oder durchschnittlich 50 km am Tag. Am zweiten Tag gingen wir sogar – recht unbeschwert – 65 km! Dabei waren wir durchweg keine wohltrainierten Sportler oder Langstreckengänger, sondern gewöhnliche (junge) Männer zwischen 18 und 53 Jahren aus verschiedenen Berufen, vorwiegend „Geistesarbeiter". Es wäre nicht uninteressant zu erproben, wieviele gewöhnliche Sterbliche Westeuropas einen ähnlichen „Spaziergang" – von mir aus ruhig mit vollem Magen – nachmachen könnten.

Wir brachen am frühen Morgen des 4. August 1964 in Kalmar (Südwestschweden) auf und gingen von dort aus auf größeren und kleineren

Straßen und Wegen nach Stockholm und kamen in Stockholm am 14. August wohlbehalten am Nachmittag an. Alle neunzehn Gänger erreichten das Ziel in bester körperlicher und seelischer Verfassung. Vierzehn von den neunzehn sowie der Radfahrer haben den Marsch planmäßig durchgeführt und die 500 km fastend zu Fuß zurückgelegt. Keiner mußte das Fasten vorzeitig abbrechen. Drei mußten jedoch kürzere Strecken fahrend zurücklegen, weil sie Blasen an den Füßen bekommen hatten; einer mußte 300 km weit fahren wegen eines alten, im Fasten aufblühenden rheumatischen Leidens, das am Ziel dafür restlos ausgeheilt war, und einer 150 km weit wegen Mangel an Gelenkflüssigkeit in den Knien. Keiner hatte am Ziel irgendwelche erkennbaren Schmerzen oder Schädigungen, abgesehen von Fußblasen und Fußbeschwerden, die aber bei sechs Vegetariern völlig fehlten. Das fröhliche und natürliche Auftreten, die offenkundige Elastizität der neunzehn mageren, aber glücklichen Fastengänger am Ziel und die genaue medizinische Untersuchung zeigten, daß wir alle am Ende des Marsches in einem Zustande positiver Gesundheit und besten Wohlbefindens waren. Keine Anzeichen der vorausgesagten Reizbarkeit und Gehässigkeit, keine Spur von Hungerödem, von Herschwäche oder Erschöpfung konnte festgestellt werden. Alle Teilnehmer hatten den Marsch und das Fasten offenbar gut vertragen. Es bestand auch kein auffälliger Unterschied in der Verträglichkeit zwischen Vegetariern und Nichtvegetariern. Der durchschnittliche Gewichtsverlust betrug 7 kg in zehn Tagen (ca. 9 kg beim Wasserfasten 1954)! Bei den Vegetariern betrug der Gewichtsverlust nur durchschnittlich 6,5 kg gegenüber den Normalköstlern, bei denen er 8,6 kg betrug. Der Unterschied dürfte hauptsächlich darauf zurückzuführen sein, daß die beiden schwersten Gänger – jeder 86 kg schwer – Nichtvegetarier waren und bei dem Marsch 10 bzw. 9 kg verloren. Die übliche Zivilisationskost enthält allgemein wesentlich mehr Kochsalz als eine auf Gesundheit ausgerichtete vegetarische Nahrung. Ein entsprechend größerer Salzverlust aus den Salzdepots dürfte somit den größeren Wasser- und Gewichtsverlust der Normalköstler im wesentlichen verursacht haben. Vielleicht spielt bei dem geringen Gewichtsverlust der Vegetarier aber auch die Tatsache mit, daß die Vegetarier schon vor dem Fasten durch ihre tiereiweißarme Ernährung auf eine bessere Stoffwechselökonomie eingestellt waren, die ihnen beim Fasten behilflich wurde und weniger Substanzverlust bedingte.

Der Grundumsatz zeigte bei allen eine geringe Tendenz nach unten. Das war bei der Umschaltung auf Spareinstellung des Stoffwechsels auch zu erwarten. Der Sauerstoffverbrauch ging somit von 0,31 Liter/Minute auf durchschnittlich 0,27 Liter/Min. zurück, das heißt der Grundumsatz sank von etwa ± 0 auf − 10%. Dieselbe Tendenz wurde bezüglich der Ruhetemperatur (morgens im Schlafsack) und der Arbeitstemperaturen (abends kurz nach dem Marsch und nach der abschließenden Belastungstour auf dem Testfahrrad (sic!) festgestellt. Die Temperaturen sanken von 36,5 auf 36 beziehungsweise 37,8 auf 37,3 °C. Das ist der sichtbare Ausdruck dafür, daß der Organismus sich auf einen ökonomischen, energiesparenden Stoffwechsel umgestellt hatte. Wir empfanden diese Spareinstellung zumindest abends öfters als ein recht unangenehmes Frösteln. Auch das Schlafbedürfnis war auffallend geringer!

Besonders interessant verlief die durchschnittliche Pulsfrequenz. Die durchschnittliche Frequenz des Herzschlages bei submaximaler Belastung (1100 kilopondmeter) war am Anfang (4. August) 149 Schläge in der Minute. Fünf Tage danach war sie auf 154 S/M gestiegen und am Ziel (14. August) wieder auf 146 S/M gesunken. Sie war also am Ende besser als am Anfang − und nach drei Wochen noch besser (nur 138 S/M). Dies ohne alles zusätzliches Training: Das bedeutet zu deutsch, daß unser körperli-

ches Leistungsvermögen, namentlich die Herz-
und Kreislaufleistung, verbessert war, statt sich
zu verschlechtern, wie uns vorausgesagt worden
war! Derselbe Befund trat auch im Elektrokardiogramm (EKG) und in den Blutdruckkurven
deutlich zutage. Die EKG zeigten keinerlei pa-
thologische Abweichungen, nicht einmal elek-
trolytische. Und der Blutdruck zeigte bei allen
eine Senkung von zirka 15–20 mm/Hg sowohl
systolisch wie diastolisch. Das alles entspricht
der oft vermerkten Tatsache, daß der kranke
Bluthochdruck (Hypertonie) und die meisten
Herz- und Kreislaufkrankheiten durch das Fasten positiv beeinflußt werden. Das sollte sich
unsere Medizin wirklich einmal hinter die Oh-
ren schreiben, nachdem die Statistiken der gesamten westlichen Welt bis zu 60% aller Todes-
fälle den Herz- und Kreislauferkrankungen zu-
schreiben (trotz aller Pillen und Spritzen!). Es
scheint höchste Zeit, daß das Fasten und die na-
turgemäße Lebensweise und Heilbehandlung
(bei ihren statistischen Erfolgen) endlich einmal
eingeführt werden!

Unser maximales (Muskel-)Leistungsvermö-
gen verringerte sich etwas (10% bei den Vegetariern und 15% bei den Nichtvegetariern). Es er-
holte sich aber nach wenigen Tagen und war
nach drei Wochen sogar besser als am Anfang
des Marsches. In vergleichbaren Untersuchun-

gen über Hungerzustände beim Menschen (Taylor u. a.) wird immer wieder ein beträchtlicher Abfall des körperlichen Leistungsvermögens registriert – durchschnittlich 50% schon nach wenigen Tagen – verbunden mit einem raschen Anstieg der Pulsfrequenz! Das beweist wieder einmal, daß ein grundlegender Unterschied zwischen Fasten und Hungern besteht. Er betrifft nicht nur die seelischen Reaktionen, sondern auch das körperliche Leistungsvermögen, den Gewichtsverlust, die Blutchemie und so weiter. In diesem Zusammenhang möchte ich besonders auf diesen fundamentalen Unterschied hinweisen, weil die Gegner des Fastens immer wieder durch Hinweise auf die schweren Schädigungen durch die Hungerzustände das Fasten zu verdächtigen versuchen. Die Ärzte der Schulmedizin sollen endlich einmal verstehen lernen, daß die Ärzte der biologischen Medizin viele Krankheiten durch Fasten und nicht durch Hungerkuren zu heilen suchen.

Überaus interessant sind auch die Untersuchungsergenisse der Blutzucker-, Serumlipid (Blutfette)-, Cholesterin- und Milchsäurebefunde. Am überraschendsten ist der anfängliche Rückgang des Blutzuckerspiegels von zirka 85 mg/100 ml auf zirka 70 mg/100 ml (alle Werte hielten sich in physiologischen Grenzen!), dem vom siebenten Tage an ein Anstieg der Blutzuk-

127

kerwerte auf zirka 90 mg/100 ml folgte. Die Endwerte liegen nach zehntägigem Säftefasten also höher als zu Beginn des Fastens, und das trotz größter körperlicher Anstrengung und bei einer täglichen Kalorienmenge (aus Kohlehydraten) von nur 200 Cal, statt der als unerläßlich geforderten 4000 Cal! Die Natur hat sich wieder einmal als weiser erwiesen, als wir vorausahnen konnten. Der vorausgesagte hypoglykämische Schock (Zusammenbruch infolge Absinken des Blutzuckerspiegels) blieb aus; statt dessen konnte der Organismus gegen das Versuchsende hin mehr Blutzucker mobilisieren als zu Beginn des Fastens. Wo nimmt der Körper diesen Zucker her? Dafür gibt es richtungweisende Untersuchungen. Parallel zum anfänglichen Blutzuckerabfall findet man ein Ansteigen der Blutfette von 0,8 auf 1,3 mg/100 ml und ein deutliches Wiederabfallen dieser Blutfettwerte auf den Ursprungswert vom siebenten Fastentag an, also gleichzeitig, aber entgegengesetzt verlaufend zum endgültigen Blutzucker-Anstieg. Eine mögliche Erklärung für dieses unerwartete Verhalten der Blutzucker- und Fettwerte liegt darin, daß der Organismus anfänglich, nach der plötzlich unterbrochenen Kohlenhydratzufuhr, mehr Fett zur Verbrennung mobilisiert, dann aber, nach zirka sieben Tagen, auf die neue Fastensituation einstellt und jetzt, offenbar aus Eiweiß-Stoffen, genug Kohlenhydrate selbst gewinnt, um einen ausreichenden Blutzuckerspiegel für den Energieumsatz zu sichern. Die Fettverbrennung geht in dieser neuen Lage entsprechend zurück, und damit sinkt auch der Blutfettspiegel.

Woher nimmt nun der Organismus die Eiweißstoffe für die Energiegewinnung? Genaueste Untersuchungen, einschließlich des Verhaltes des Körpergewichts, des Wasserumsatzes (mit radioaktiven Isotopen), des Fettumsatzes, des Stickstoffgleichgewichts und des Grundumsatzes, zeigen, daß der durchschnittliche Gewichtsverlust bei fünf Fastern sich wie folgt zusammensetzte: 5 kg Fett, 3 kg Wasser, zirka 1 kg Eiweiß. Ein kg Eiweiß ist recht viel, und da, wie aus früheren Fasten- und Hungeruntersuchungen bekannt ist, bei Fastern und Ausgehungerten die inneren Organe, Herz, Leber, Nerven und Muskulatur, selbst nach langer Nahrungsenthaltung nur in unerheblichem Ausmaße verbraucht sind, da ferner jede wissenschaftliche Grundlage für die Annahme fehlt, der Körper könne Überschußeiweiß zum Gebrauch in späteren Mangellagen als Vorrat anlegen (JAMA 187, 699, 1962), so müssen wir annehmen, daß diese beim Fasten offenbar verbrauchte Eiweiß-„Reserve" aus den im Bindegewebe (Mesenchym) ausgespeicherten mehr oder weniger to-

xischen Stoffwechselprodukten („Schlacken")
des intermediären Stoffwechsels besteht. Diese
Stoffwechsel„schlacken" – Xantinderivate –
kann der Körper nur in begrenzter Menge pro
Zeiteinheit aussondern, so daß sie in „normalen" Zeiten der Eiweißüberfütterung ständig
produziert und – da laufend leichter verwertba-
re Nahrung zugeführt wird – ungenutzt in die
Ausweichstation Bindegewebe abgelagert werden, wo sie als direkt schädliche Fremdstoffe die
vitalen Funktionen dieses regulatorisch wichti-
gen Gewebes beeinträchtigen. Die Häufung
dieser toxischen Stoffwechsel„schlacken" im
Mesenchym kann offenbar nur durch eine sehr
knappe und relativ eiweißarme Vollwertkost
verhindert und durch Fasten entfernt werden.
Die Metaboliten werden von einigen Physiologen (R. B. Fisher, Oxford, Korenchevsky, Lon-
don und Brull, Liège), als Grundursache der
meisten unserer sogenannten Zivilisationskrankheiten und des vorzeitigen Alterns angesehen. Wenn wir weiter mit gutem Grund annehmen, daß einiges von dem beim Fasten ver-
brauchten Eiweiß aus dem Bindegewebe des
Herzens und der Blutgefäße stammt, haben wir
auch die Erklärung dafür, daß die Funktion dieser Organe sich verbessert und daß der
Blutdruck sinkt. Auch die Tatsache, daß nach
10 Tagen Fasten der Milchsäurespiegel des Blu-

130

tes noch normal war (von 12 auf 8,1 millimo 1/100 ml Blut gesunken), beweist, daß sogar noch Glykogenreserven in der Muskulatur vorhanden waren.

Die Ergebnisse der Blutuntersuchungen vor und nach dem Marsch waren durchweg normal. So zum Beispiel das Hämoglobin und die Zahl der weißen und roten Blutkörperchen. Die Zahl der ersteren (Leukozyten) war bei einigen der besten Gänger auffallend niedrig (1200), was mit Hinsicht auf ihre völlige Gesundheit und ihr Wohlbefinden nicht als pathologisch, sondern eher als erfreuliches Unnötigsein eines Aufmarsches der Abwehrkräfte gewertet werden muß. Geringe Erhöhungen der Leukozyten (bis 9000) und der Senkungsreaktion (25 mm/h) dürften mit Sehnenscheiden- und Venenentzündungen in alten Krampfadern zusammengehangen haben. Der eine Faster, der die akute rheumatische Entzündung bekam, hatte am ersten Tag 12 mm, am fünften Tag 42 mm/h (und 39 °Celsius Fieber) und war am elften Tag subjektiv und objektiv völlig ausgeheilt durch die Fastenkur: nur noch 16 mm Senkung (und Fieberfreiheit und Leichtigkeit beim Marschieren mit den noch vor drei Tagen geschwollenen Knien und Füßen).

Die Leberproben GOT (Glutaminoxalessigsäure-Transaminasen) und GPT (Glutaminpyruvat-Transaminasen), die hochempfindlich sind, waren bei allen völlig normal, d. h. also, daß die Leber, trotz stärkster Belastung bei der einseitigen „autokannibalischen Fleischkost" keinerlei Schaden erlitten hatte.

Die Elektrolyten verhielten sich durchweg normal, abgesehen von etwas niedrigen Serum-chloridwerten, was man als Salzmangel deuten könnte, obwohl sonst keinerlei Anzeichen von Salzmangel vorhanden waren. Auch die soge-nanne Alkalireserve verhielt sich normal und verleugnete die befürchtete Hungerazidose! Die Serum-Harnstoffwerte waren leicht erhöht, was mit der eben erwähnten autokannibalischen Fleischdiät zusammenhängen dürfte. Der Rest-Stickstoffgehalt im Blut war normal, ebenso die Kreatininwerte, auch im Urinsediment keine pathologischen Veränderungen, somit keine Anzeichen von Nierenschädigung. Sehr interes-sant sind auch die Eiweiß- und Cholesterin-Be-funde im Serum. Das Serumeiweiß war bei allen Fastern in normalen Grenzen, sowohl vor wie nach dem Fasten und noch dazu auffallend hoch bei den Vegetariern, die doch immer als eiweiß-mangelgefährdet hingestellt werden! Dies trotz völlig abgebrochener Eiweißzufuhr! Das erin-nert uns wieder einmal an die bedauerliche Tat-sache, daß die Menschen des Westens nicht an Eiweißmangel, sondern an Eiweißüberfütterung leiden und dies zu allem hinzu noch in einer Welt des Hungerns und des Eiweißmangels bei der Mehrheit der Erdbevölkerung.

Das Serumcholesterin, das bei den überernährten Weißen (jedoch nicht bei Vegetariern) normalerweise zu hoch und zudem eng mit den bei uns so häufigen Herz- und Kreislauf-Krankheiten korreliert, zeigte ein stetes Absinken bei allen Versuchsteilnehmern. Die vierzehn Vegetarier hatten jedoch schon vorher durchweg auffallend niedrige Werte, 150 mg/100 ml auf 110 mg/ml, die Nichtvegetarier 250 auf 180! Einer der letzteren hatte 335 vorher und 210 nachher, möglicherweise war er schon ein Herztodkandidat gewesen. Auch die Serumcholesterin-Verlaufskurven zeigen eindrucksvoll den guten Effekt des Fastens auf die bei uns so häufigen Herz- und Kreislaufkrankheiten.

Abschließend möchte ich zusammenfassen: Warum haben wir diesen anstrengenden und in den Augen vieler als unsinnig erscheinenden Strapazenmarsch durchgeführt? Deshalb, weil wir an die Heilkräfte der Natur in uns glauben, die weithin unbekannt und unbeachtet sind. Wir wollten diese Heilkräfte und Kraftreserven im Menschen der Welt einmal klar vor Augen führen, wie sie sich beim Fasten so eindrucksvoll manifestieren, wenn der Mensch sich aufgrund seiner geistigen Fähigkeiten einmal aus

freien Stücken eine zeitlang jeglicher Nahrungszufuhr enthält. Wir wollten weiterhin zeigen
und beweisen, daß das Fasten keinerlei Risiken
für gesunde Erwachsene mit sich bringt, nicht
einmal bei größter körperlicher Belastung, um
eines der schwersten Vorurteile unserer Zeit zu
beseitigen. Weiterhin wollten wir die Möglichkeit nutzen, durch die große Publizität, die der
Fastenmarsch auf sich lenkte, die Öffentlichkeit
nachdrücklich auf die prophylaktischen und
therapeutischen Möglichkeiten des Heilfastens
hinlenken, das ja hierzulande noch fast ganz unbekannt ist. Wenn die Leute und wenn die Ärzte
erst einmal wissen, daß Fasten relativ ungefährlich ist, dürften sie gewiß auch eher bereit sein,
diese Heilmethode bei manchen Krankheiten
einzusetzen, natürlich unter Bedingungen, die
dem Fastenden sehr viel freundlicher sind, als
ein so anstrengender Marsch. Wir haben auch
bewiesen, daß das Fasten keine exklusive Sache
etwa nur für Vegetarier ist, sondern auch von
Nichtvegetariern vorzüglich vertragen wird
und sich sogar außerordentlich gut zur Einlei-
tung einer Diätumstellung eignet.

Wir wollten speziell die medizinische For-
schung für das Fasten interessieren, und wir
glauben, daß uns dies gut gelungen ist. Kurz danach wurden die ersten klinischen Fastenversu-
che an Übergewichtigen in der Stockholmer

Universitätsklinik unternommen. Genaue Daten, Einzelheiten und Auswertungen der Untersuchungsergebnisse werden demnächst in schwedischen Fachzeitschriften und im amerikanischen Journal „Metabolism" veröffentlicht. Das British Medical Journal kam am 19. Dezember 1964 mit einem erfreulichen Kommentar über den zweiten Fastenmarsch heraus. Man rügte die modernen Forscher, die ein ganzes Leben damit verbringen können, irgendeine Seitenkette eines Eiweißmoleküls zu erforschen, ohne sich für die praktischen Konsequenzen der Ernährungsforschung für die Volksernährung und die Volksgesundheit zu interessieren. Die Forscher, so stand da, verschanzten sich hinter der charmanten Formel „eine gute gemischte Kost" – aber wer bekomme schon eine „gute gemischte Kost?" Man könne offenbar mit sehr wenig auskommen. Man empfahl, die bevorstehenden Weihnachtsmahlzeiten lieber zu überspringen.

Mit der Durchführung des mittels unzähliger Untersuchungen verifizierten zweiten Fastenmarsches von 1964 haben wir zwingend bewiesen, daß das Fasten im allgemeinen nicht nur nicht gefährlich ist, sondern sogar von gesundheitlichem Nutzen für sogenannte gesunde Menschen sein kann. Wir haben auch darauf hingewiesen, daß schon eine erhebliche wissenschaftliche Arbeit über das Fasten geleistet worden ist und daß bereits ein gesichertes Wissen darüber existiert, daß Fasten eine hochwertvolle Behandlungsmethode ist bei vielen, vielleicht bei den meisten modernen Krankheiten. Wir haben damit unseren Beitrag geleistet und hoffen, daß die Ärzte und die Kranken in aller Welt die Folgerungen daraus ziehen werden und das Werk weiterführen.

Ist Ihnen das Lachen während des Fastens vergangen? Hoffentlich nicht – oder doch? Dann ist es höchste Zeit, mit dem Fasten aufzuhören.

Fettleib fährt nach Marienbad zu einem Arzt, der ob seiner Hungerkuren sehr bekannt ist. Da erblickt Fettleib im Glasschrank ein menschliches Skelett: „War der auch bei Ihnen in Behandlung?"

✳

„Macht denn die Entfettungskur Ihres Mannes gute Fortschritte?"
„Rapide! Der tätowierte Ozeandampfer auf seiner Brust ist jetzt bloß noch ein Rettungsboot!"

Wir würden sagen: Nun reicht's ...

Fastenbrechen

Eine allgemein gültige Regel, wie lange das Fasten dauern sollte, läßt sich nicht aufstellen. Allein das Befinden des Fastenden entscheidet darüber.

1. Tag Bei Beendigung des Fastens gibt es am ersten Tag einen ungeschälten Apfel. Er wird, in kleinen Bissen genossen, so lange gekaut, bis er als feinster Brei bzw. Saft geschluckt werden kann, also quasi von selbst verschwunden ist. Die weiteren Zulagen richten sich nach der jeweiligen Fastendauer. Jemand, der zwei, drei oder vier Wochen gefastet hat, sollte mit dem Erhöhen der Nahrungsmenge zurückhaltender sein als jemand, der nur zwei, drei oder vier Tage gefastet hat.

2. Tag Am zweiten Tag gibt es einen Apfel **und**

eine Mohrrübe. Beides ist wiederum gründlich zu kau-
en.

3. Tag Am dritten Tag kommt der Frischkorn-brei und die erste ange-machte Frischkost hinzu.

4. Tag Ab dem vierten Tag kann allmählich auf vitalstoffreiche Vollwertkost überge-gangen werden, falls der Patient vorerst nicht besser bei reiner Frischkost bleibt. Das muß im Einzelfall mit dem Arzt erörtert werden.

Nicht empfehlenswert

Nach dem Fastenbrechen werden in der gän-gigen Fastenliteratur als sogenannte „Auf-baukost" auch Säfte empfohlen, schwarzer Tee, Trockenfrüchte (meistens Backpflaumen), Milch, Buttermilch, Dickmilch, Joghurt, Mol-ke, Quark, Kompott und immer wieder Suppen und nochmals Suppen. Die Bauchbeschwerden bleiben dabei nicht aus, denn diese Kombinatio-nen müssen innerhalb einer vitalstoffreichen Vollwertkost zu Unverträglichkeiten führen, besonders beim Leber-, Galle-, Magen-, Darm- und Bauchspeicheldrüsenempfindlichen. Aber auch der Robuste kann damit seine Probleme haben.

Trockenfrüchte können beispielsweise in der Kombination mit Frischkost, Vollkornbrot und anderen Vollwertspeisen genauso Unverträglichkeiten hervorrufen wie Fabrikzuckerarten, Säfte und gekochtes Obst. Durch das Trocknen der Früchte ist der Zuckergehalt der Frucht konzentriert, der Wassergehalt dezimiert, so daß der Ausgleich nur durch Einweichen und/oder gründliches Kauen und Einspeicheln erfolgen kann. Der Vitaminverlust ist jedoch ein zusätzlicher Nachteil und kann durch gründlichstes Kauen nicht ausgeglichen werden. Leider hat sich in der Vollwertküche in immer stärkerem Maße eine Vorliebe für den täglichen Genuß von Trockenfrüchten entwickelt. Wenig bekannt ist, daß die im üblichen Handel erhältlichen Trockenfrüchte fast alle auf etwa 90 Grad erhitzt werden, also auf der Stufe von gekochtem Obst stehen. Die scheinbar unerklärlichen Bauchbeschwerden bei vielen Vollwertköstlern haben oft hier ihre Ursache. Warum überhaupt Trockenfrüchte und nicht grundsätzlich frisches Obst, das uns doch in großer Auswahl zur Verfügung steht?

Säfte tragen zum Verträglichkeitsproblem erheblich bei. Nur für sich genossen sind sie gut bekömmlich. Sie machen aber eine vollwertige Nahrung unverträglich. Als Teilnahrungsmittel sind sie ein Konzentrat, dem wichtige biologische Wirkstoffe fehlen – sie bleiben nämlich im Trester, der nicht getrunken wird. Meistens wird der Saft nicht schluckweise eingespeichelt, sondern recht schnell getrunken und zu rasch resorbiert, so daß die Verdauungsorgane damit überfordert sind und die notwendigen Enzyme gar nicht so schnell bereitstellen können. Die Folge: Aufstoßen, Platzbauch, Völlegefühl, Bauchschmerzen, „Blähungen", aber auch Durchfälle und Übelkeit. Den davon Betroffenen ist dies meistens unerklärlich, da sie doch „so gesund leben".

Mit Milch, Sauermilch, Dickmilch, Joghurt, Molke, Quark hat der Magen-Darm-Empfindliche ohnehin leicht Probleme. Der Genuß vom vielpropagierten Joghurt ist gerade für diese Kranken nicht zu empfehlen, da er die Darmflora bei regelmäßigem und reichlichem Verzehr nachteilig verändert mit den oben geschilderten Unverträglichkeitserscheinungen als Folge.

Die Empfehlung dieser tierischen Eiweiße erscheint besonders unsinnig, wenn man bedenkt, daß gerade wegen der von Prof. Wendt entdeckten „Eiweißspeicherkrankheiten" (s. S. 60) Fastenkuren durchgeführt werden. Nun beginnt

142

die Eiweißmast von vorn! Ein Widerspruch in sich.

Suppen als „Aufbaukost" sind ebenfalls abzulehnen. Sie verdünnen die Verdauungssäfte.

Zu den Unsitten der „Aufbaukost", aber auch zu den üblich empfohlenen Ratschlägen während des Fastens gehört die Empfehlung von schwarzem Tee.

Schwarzer Tee enthält, je nach Qualität und Herkunft, 1–5% Koffein, früher als Thein bezeichnet. Die Wirkung des schwarzen Tees ist dieselbe wie beim Kaffee. Gern wird der schwarze Tee während des Fastens empfohlen, wenn der Patient sich schlapp fühlt, wenn der Blutdruck niedrig ist. Genauso wie Kaffee täuscht Tee Mehrleistung vor. Man kann aus dem Organismus aber auf Dauer nicht Kräfte herausholen, die ihm nicht innewohnen. Die augenblickliche scheinbare Mehrleistung geht auf Kosten der Leistungsreserve. Der Patient überzieht auf diese Weise sein Leistungskonto unentwegt und kommt aus dem Teufelskreis nicht heraus. Der Versuch, mit schwarzem oder grünem Tee zum Beispiel auf den Blutdruck einzuwirken, ist ein Herumbasteln am Symptom, bringt Unruhe in das Gefäßsystem und erschwert die Beseitigung der eigentlichen Störungen.

*Ich bin sowohl Vegetarier wie auch leiden-
schaftlicher Antialkoholist. Ich esse sehr
wenig: nur morgens und abends. Ich tue es,
weil ich so besseren Gebrauch von meinem
Gehirn machen kann.*

THOMAS EDISON

Die neue Lebensweise

Es ist schade, wenn der Mensch nach dem Erfolg des Fastens wieder einschwenkt auf seine alten Gleise, seine alten Gewohnheiten also wieder aufnimmt. Fasten sollte Neubeginn und ein Wendepunkt im Leben sein. Die zahlreichen ernährungsbedingten Zivilisationskrankheiten sind absolut verhütbar, aber auch in fortgeschrittenem Stadium noch beeinflußbar. Heilbar sind sie nicht, denn ein Loch im Zahn kann nur noch repariert werden, der Zahn wird aber nicht mehr heil und unversehrt; ein neuer Gallenstein entsteht nicht, aber die bereits vorhandenen Steine bleiben, wenn sie nicht operativ entfernt werden, also „heil" wird auch der Gallenkranke nicht mehr; der Diabetiker kann beschwerdefrei leben, aber ißt er wieder die übliche Zivilisationskost, merkt er, daß er nicht geheilt ist.

Wird der alte Schlendrian nach dem Fasten wieder aufgenommen, sind auch Tür und Tor für die Entstehung dieser Krankheiten offen bzw. für deren Forschreiten.

Natürlich gibt es auch andere Krankheitsursachen: lebensbedingte und umweltbedingte. Sie sind aber nicht so rasch und gründlich zu beeinflussen wie die ernährungsbedingten. Erkennt jemand, daß er bisher krankmachende Kost gegessen hat, kann er dies von heute auf morgen ändern.

Zu den nachweislich ernährungsbedingten Zivilisationskrankheiten gehören:

- der Gebißverfall, die Zahnkaries, die Parodontose und Zahnfehlstellungen, letztere als Folge der Ernährungsfehler der vorigen Generationen
- die Erkrankungen des Bewegungsapparates, die sogenannten rheumatischen Erkrankungen, die Arthrose und Arthritis, die Wirbelsäulen- und Bandscheibenschäden
- alle Stoffwechselkrankheiten wie Fettsucht, Hypercholesterinaemie, Zuckerkrankheit, Leberschäden, Gallensteine, Nierensteine, Gicht usw.
- die meisten Erkrankungen der Verdauungsorgane wie Stuhlverstopfung, Leber-, Gallenblasen-, Bauspeicheldrüsen- sowie Dünn- und Dickdarmerkrankungen, Verdauungs- und Fermentstörungen
- Gefäßerkrankungen wie Arteriosklerose, Herzinfarkt, Schlaganfall und Thrombosen
- mangelnde Infektabwehr, die sich in immer wiederkehrenden Katarrhen und Entzün-

dungen der Luftwege, den sogenannten Erkältungen, und in Nierenbecken- und Blasenentzündungen äußert

- sogenannte Allergien
- manche organische Erkrankungen des Nervensystems.
- Auch an der Entstehung des Krebses ist die Fehlernährung in einem erheblichen Maße beteiligt.

Verursacht sind alle diese Krankheiten durch den Verzehr von Fabriknahrungsmitteln, die in den letzten hundert Jahren in immer stärkerem Maße auf den Markt geworfen und – trotz aller Minderwertigkeit – stark beworben zur Selbstverständlichkeit wurden. Wie bereits ausgeführt, war die Lebens- und Ernährungsweise früher eine andere. Präparate, Konzentrate, Fertigkost, Konserven gab es nicht. Vorwiegend entstehen die o. g. Krankheiten durch den Verzehr von Fabrikzuckerarten (Verzehr pro Kopf und Person ca. 150 g täglich), Auszugsmehlen und Produkten daraus und raffinierten Fabrikfetten.

Wer diese Zusammenhänge weiß (Näheres in „Unsere Nahrung – unser Schicksal", emu-Verlag), sollte die Konsequenzen ziehen, wenn er sich nicht zum Dauerpatienten oder – im Alter – zum Pflegefall abwirtschaften will.

Für eine neue Lebensweise gilt im Ernährungsbereich:

- Vermeidung aller Fabrikzuckerarten
- Vermeidung von Auszugsmehlen und Produkten daraus
- Vermeidung aller Fabrikfette (Margarinen, raffinierte Öle)
- für Magen-Darm-Empfindliche Vermeidung von Säften, gekochtem Obst (Trockenfrüchten)

Zu meidende Fabrikzuckerarten
gewöhnlicher weißer Zucker (Haushaltszucker), brauner Zucker, Fruchtzucker, Traubenzucker, Milchzucker, Malzzucker, sogenannter Vollrohrzucker, Sucanat, Rapadura, Demerara, Ur-Zucker, Ur-Süße, Apfeldicksaft, Birnendicksaft, Melasse, Ahornsirup, Sirup anderer Art, Gerstenmalz, Frutilose usw.

Gegessen wird:
- täglich ein Frischkorngericht
- Vollkornbrot, Produkte aus Vollgetreide
- mindesten $1/3$ der Gesamtnahrung als Frischkost (Salate aus Gemüse, Obst)
- naturbelassene Fette (Butter, Sahne, unraffinierte, kaltgepreßte Öle)

148

Tierisches Eiweiß wird eingeschränkt oder – im speziellen Krankheitsfall, z.B. Rheuma, ständige Infektanfälligkeit, Hautausschlag – gemieden.

*In sechsunddreißig Gängen
sind zweiundsiebzig Krankheiten.*

AUS INDIEN

Frischkornbrei –
die tägliche Notwendigkeit

Die Kritiker der Vollwerternährung werden nicht müde, immer wieder den bewährten „Frischkornbrei nach Prof. Kollath" anzuprangern. Sieht man sich die Nörgler an, kommt zutage, daß sie selbst übliche Kost essen und nichts ändern möchten, und/oder daß sie sich mit ungeprüften aberwitzigen und dazu noch falschen Ernährungsratschlägen („Brot ist Todeskost") profilieren wollen, und/oder daß sie von der Industrie angeheuert wurden und nun auf einer Erfolgswelle alles Vollwertige niedermachen – dafür werden sie ja schließlich bezahlt – und/oder keinerlei Erfahrung auf diesem Gebiet haben.

Tatsache ist, daß Getreide seit jeher ein unverzichtbarer Bestandteil der menschlichen Ernährung war und auch heute noch ist. Tatsache ist, daß die mit einer vitalstoffreichen Vollwertkost – und dazu gehört Vollgetreide – erzielten Erfolge bei ernährungsbedingten Zivilisationskrankheiten nicht zu leugnen sind. Wer das in Frage stellt, sollte nicht nur reden, sondern die darüber vorliegenden wissenschaftlichen Arbeiten studieren – sie füllen ganze Bibliotheken.

Rezept

Frischkornbrei wird aus einer einzelnen Getreideart hergestellt oder aus einer Mischung von Weizen, Roggen, Gerste, Hafer, Hirse. Von dieser Mischung werden 3 Eßlöffel (50–60 g) pro Person durch eine Kaffeemühle oder Getreidemühle geschrotet. Das Mahlen muß jedesmal frisch vor der Zubereitung vorgenommen werden. Nicht auf Vorrat mahlen, damit durch Oxydation nicht wertvolle Inhaltsstoffe verloren gehen.

Das gemahlene Getreide mit kaltem Leitungswasser zu einem Brei rühren und mehrere

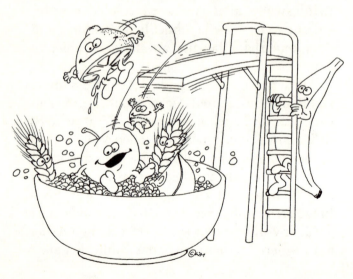

Stunden stehenlassen (5–12 Stunden). Die Wassermenge wird so berechnet, daß nach der Quellung nichts weggegossen zu werden braucht. Der Brei wird genußfähig gemacht durch Zugabe von frischem Obst (je nach Jahreszeit), Saft einer halben Zitrone, 1 Teelöffel Honig (nur gelegentlich; regelmäßig genossen kann Honig Karies erzeugen), 1 Eßlöffel süße Sahne, geriebenen Nüssen. Solange verfügbar, sollte man immer einen Apfel hineinreiben und sogleich untermischen. Er macht den Frischkornbrei besonders locker und wohlschmeckend.

Hafer kann direkt vor dem Verzehr gemahlen werden. Bleibt er längere Zeit stehen, entwickelt sich ein unangenehmer, aber nicht ungesunder Bitterstoff.

Der Frischkornbrei kann auch mit gekeimtem Getreide zubereitet werden.

Die Zubereitung ist nicht empfehlenswert mit Milch, Joghurt, Sauermilch, da diese Kombination bei Magen-Darm-Empfindlichen Unverträglichkeit hervorrufen kann.

Zu welcher Tageszeit der Frischkornbrei gegessen wird, spielt keine Rolle. Auf jeden Fall wird er – wie jede Frischkost – vor dem Gekochten verzehrt.

... und nicht vergessen, schön zu garnieren!

Guten Appetit!

Schlußbetrachtung

1976 betrugen die offiziellen Kosten für ernährungsbedingte Zivilisationskrankheiten 17 Milliarden Mark, 1986 wurden 52 Milliarden genannt, 1997 werden sie mit 133 Milliarden Mark jährlich angegeben. Es gibt aber außerdem zahlreiche Krankheiten, die nachweislich ernährungsbedingt sind. Da sie von offizieller Seite als solche nicht erkannt und anerkannt werden, sind sie in obigen Summen nicht enthalten. Dazu gehören z. B. die vielfältigen Erkrankungen der Bewegungsorgane, nämlich der Muskeln, der Sehnen, der Bänder, des Bindegewebes. Man forscht immer noch nach deren Ursachen. Der Betroffene kann jedoch am eigenen Leib erfahren, daß die Beschwerden bei einer vitalstoffreichen tiereiweißfreien Kost spürbar geringer werden. Colitis ulcerosa und Morbus Crohn sind ebenfalls ernährungsbedingt. Den Patienten wird aber üblicherweise gesagt: „Sie können essen, was Ihnen schmeckt. Mit Ernährung hat Ihre Krankheit nicht das Geringste zu tun."

Jeder Mensch kann irren.
Im Irrtum verharren jedoch
wird nur der Tor.

CICERO

Sind alle Ärzte Toren? Mit Sicherheit nicht. Aber die Medizin kümmert sich nicht ausreichend um Krankheitsursachen. Während der Ausbildung wird über Ursachen der ernährungsbedingten Zivilisationskrankheiten nur mangelhaft unterrichtet. Man bleibt seit Jahrzehnten den eingefahrenen Gewohnheiten verhaftet und begnügt sich mit einer symptomatischen Linderungsbehandlung.

Dieses Fastenbuch ist – wie alle Bücher aus der Reihe „Aus der Sprechstunde" – als Hilfe zur Selbsthilfe gedacht. Ohne Fanatismus!

Von wesentlicher Bedeutung ist, was nach dem Fasten getan wird. Im Ernährungsbereich ist eine vitalstoffreiche Vollwertkost erforderlich. Sie ist weder zeitlich noch wirtschaftlich mit großem Aufwand verbunden. Es gibt inzwischen zahlreiche Kochbücher, die schmackhafte Rezepte und wertvolle Tips für die Zubereitung enthalten. Ein gutes Kochbuch erkennen Sie daran, daß keine Auszugsmehle, keine Fabrikzuckerarten und keine Fabrikfette verwendet werden. Sojapräparate, neuerdings Lupinenpräparate, sollten ebenfalls fehlen.

Also? Wann fangen Sie an? Sie wollen es mal versuchen? Nein, versuchen nützt nichts – Sie müssen es wirklich tun! Die Lebensweise nach Erkenntnis der genannten Zusammenhänge ist spannend und inhaltsreich.

Wir legen Ihnen aus Erfahrung folgende Punkte besonders ans Herz:

- Kaffee und schwarzen Tee (auch grünen) meiden. Sie werden häufig nicht als Droge erkannt.
- nicht rauchen
- möglichst wenig oder keinen Alkohol trinken
- Ernährung im genannten Sinne ändern
- Bewegung, Sauna, Sonnenbäder, Wasseranwendungen nach Kneipp
- Gelassenheit (kann man lernen!)
- Humor (nicht untergehen lassen!)
- … und liebe deinen Nächsten **wie dich selbst!**

✳✳✳

Haben Sie noch Fragen (Probleme) auf dem Herzen? Dann wenden Sie sich direkt an die Autoren: Taunusblick 1a, 56112 Lahnstein 2.

*Wir wollen Einkehr halten und uns fragen:
Haben wir nicht dieses einfache naive Schau-
en und Denken, das den Hippokrates und
andere hervorragende Ärzte früherer Zeital-
ter auszeichnete, verloren, und führt dies
nicht doch noch in großen Grundfragen,
welche Schlichtheit, Sammlung und tiefe
philosophische Durcharbeitung verlangen,
weiter als noch so fein ausgeklügelte technische Hilfsmittel und die Ansammlung eines
ungeheuren, ungeordneten und nicht mehr
übersehbaren Wissenswustes?
Alles Große ist einfach!*

PROF. DR. AUGUST BIER

Stichwortverzeichnis

Abmagerungskuren 77
Abstinenz 15
Abstinenztage 17
Akupunktur 77
Alkohol 109
Allergien 147
Amphetamine 76
Appetithemmer 76
Arteriosklerose 71, 146
Arthritis 65
Arthrose 65
Askese 15
Ausdünstungen 113

Bandscheibenschäden 65
Basalmembran 60, 72
Bauchspeicheldrüse 70, 146
Bewegung 95
Bewegungsapparat 57, 68
Bier August 156
Bircher Ralph 48
Blutdruck 61, 72, 103, 143,
Blutfette 72, 128
Bluthochdruck 85
Blutuntersuchungen 131
Blutzuckerabfall 127, 128
Brand 72
Buchinger 86
Bulimie 84

Cholesterin 71
CMA 38
Colchicin 69

Darmentleerung 89
Darmflora 142

Daumengrundgelenk 68
Depression 108
Deutsche Gesellschaft für
    Ernährung 25, 26
Diabetes 63, 69, 85
Drogen 109
Dschainismus 15
Dünn- und Dickdarm-
    erkrankungen 77, 146
Durst 64
Duschen 92

Eierstöcke 79
Einlauf 90
Eiweiß 40, 42
Eiweißabbau 61
Eiweißanlagerung 61
Eiweißbedarfs 41
Eiweißmast 60, 69
Eiweißspeicherung 59
Eiweißüberfütterungslehre
    38
Ekzemen 73
Elektrokardiogramm 126
Elektronenmikroskopie 60
Endstromgebiete 60
Entschlacken 58
Entzugserscheinungen 106
Enzym 79
Erhaltungsstoffwechsel 57
Erkältungen 147
Erkrankungen 42, 146
ernährungsbedingte
    Zivilisationskrankheiten 42
Ersatzbefriedigung 78
Erschöpfung 123

159

Fabrikzuckerarten 148
Fanatismus 81
Fasten und Heilfasten 32
Fasten 32
Fastenbrechen 140
Fastenkrisen 105
Fastenmarsch 117
Fasttage und Abstinenztage 17
Fermentstörungen 146
Fettsucht 74, 146
Fettzelle 79
Fleisch 39, 42
Flüssigkeit 59
Frieren 96
Früchtefasten 30
Frühstücksfasten 30

Gallenblasen 146
Gallensteine 146
Gandhi 18, 54
Gebißverfall 146
Gefäßerkrankungen 71
Gemüsebrühe 112
Gesichtswechselbäder 93
Gewichtsverlust 79, 124, 129
Gicht 66, 67, 68, 146
Gichtanfall 68
Gichtkranke 69
Glaubersalz 89, 112
GOT 131
GPT 131
Großzehengrundgelenk 68
Grundumsatz 124

Hähnchentag 29
Hämoglobin 131
Harnsäure 67, 68, 72
Harnsäurewerte 67
Hautausschlag 69, 92

Hautausschlägen 73
Hauterkrankungen 42
Hautkrebs 100
Hautpflege 92
Heilfasten 25, 26, 27, 31, 32
Herz 59
Herzschwäche 123
Herz und Kreislauf 57
Herzinfarkt 71, 146
Herzleiden 118
Heublumensack 96
Hindhede 38, 42
Hippokrates 156
Hufeland 17, 43, 45
Hunger 33, 88
Hungerödem 118, 123
Hunsa 51
Hypercholesterinaemie 146
Hypnose 77
Hypophyse 79

Infektanfälligkeit 42
inneren Drüsen 79
Ischias 65

Kaffee 68, 107, 109, 143
Kalorienlehre 25, 26
kalte Waschungen 64
Kapillaren 60, 72
Kapillarmembran 60
Koffein 68
Kollath 151
Kopfschmerzen 106
Körperausdünstungen 92
Körpergeruch 59, 93
Krampfadern 103
Krebs 85, 147
Kreislauf 57, 59
Kreislaufbeschwerden 102

Laufen 95
Leber 146
Leberschäden 146
Leistungskonto 143
Liebig 37
Lipase 79

Mandelbuchten 93
Mandeln 94
Medikamente 95
Meditation 15
Migräne 69, 106
Moleschott 37
Mundgeruch 58, 93, 113

Nahrungsenthaltung 54, 56
Nebennierenrinde 79
Neurodermitis 73
Nieren 57
Nieren entlastet 59
Nierensteine 91, 146
Nikotin 107
Nucleinsäure 67
Nucleotide 67
Null-Diät 30

Obstfasten 30
Ohrmuschel 68
Operation 77

pelzigen Zunge 58
Pfröpfe 93
Podagra 66
Polymucosacchariden 61
Polyarthritis 66
Psoriasis 73
Purine 67
Purinkörper 68

Ramadan 16
Reinigen 58
religiösen Fasten 18
Rheuma 65
Rödern 94
Röse C. 37
Roos Adolf 50

Saftfasten 30, 85, 112
Sauerkrautfasten 29
Sauerstoffverbrauch 125
Sauna 66, 73, 100, 102
Saunabesuche 65
Schadstoffe 106
Schilddrüse 79
Schlacken 58, 62
Schlaganfall 72, 146
Schlankmacher 26, 90
Schutzkolloide 91
schwarzem Tee 68, 109, 143
Schwimmen 96
Schwindel 106
Serumcholesterin 133
Sonnenbäder 100
Sport 108
Stoffaustausch 60
Stoffwechsel 57
Stoffwechselstörung 70
Stoffwechselzwischen-
   produkte 58
Stuhlverstopfung 146

Tee 105
Thrombose 72, 146
Tophi 68
Trinken 90
Trockenfrüchte 141
Tuberkulose 63
Tumoren 63

Übelkeit 106
Übergewichtigkeit 74
Unverträglichkeit 141, 153
Urtriebe 35

Vegetarier 117, 121
Vegetarier-Union 117
Verdauungs störungen 146
Verdauungsorgan 57
Vital-plus-Programm 27
Vitalstoffmangel 79
Vitaminmangelkrankheiten 118
Voit Carl von 36, 38
Voitsche Kostmaß 37

Wendt Lothar 59
Wandern 96
Wärmehaushalt 96
Weight Watchers 77
Wiegen bei Übergewichtigen 91

Zellkernen 67
Zipperlein 66
Zuckerkrankheit 146
Zwischenzellgewebe 61, 72

Literaturnachweis

Bircher, Ralph, Gesünder durch weniger Eiweiß, Bircher-Benner-Verlag
Der Wendepunkt, Bircher-Benner-Verlag, Erlenbach-Zürich
Ghandi, Mahatma, Mein Leben, Suhrkamp
Lutherbibel erklärt, Deutsche Bibelstiftung Stuttgart
Roos, A.: Kulturzerfall und Zahnverderbnis, Medizin. Verlag Hans Huber, Bern und Stuttgart 1962
Taschenlexikon Religion und Theologie, van den hoeck & Ruprecht, Göttingen

Ein Verlag,
ein Haus, eine Philosophie.

Millionen Bundesbürger kennen den kämpferischen Ganzheitsarzt Dr. Max Otto Bruker aus dem Fernsehen, aus Vorträgen, durch den „Mundfunk" überzeugter Patienten. Vor allem lesen sie aber die Bücher des schwäbischen Humanisten und Seelenarztes. Mit einer Buchauflage von über drei Millionen Exemplaren ist Max Otto Bruker der wohl bedeutendste medizinische Erfolgsautor im deutschsprachigen Raum. 1909 geboren ist der – in der Nachfolge des Schweizer Reformarztes Bircher-Benner scherzhaft „Deutschlands Vollwertpapst" genannte – Massenaufklärer, langjährige Klinikchef und Ernährungsspezialist – und kein bißchen greise. Zwei fundamentale Erkenntnisse lehrt M. O. Bruker Patienten wie Gesunden: Der Mensch wird krank, weil er sich falsch ernährt. Der Mensch wird krank, weil er falsch lebt.

Hinter den Erfolgstiteln des emu-Verlages steht ein bedeutender Forscher und Arzt, eine Bewegung, ein Haus und tausende Schülerinnen und Schüler. 1994 wurde das Dr. Max Otto Bruker Haus, das Zentrum für Gesundheit und ganzheitliche Lebensweise, auf der Lahnhöhe in Lahnstein bei Koblenz bezogen. Es stellt die äußere Krönung des Brukerschen Lebenswerkes dar: Der lichte Bau mit seinem Grasdach, den Sonnenkollektoren und den Wasserrecyclinganlagen, seinen Seminar-, Selbsterfahrungs- und Meditationsräu-

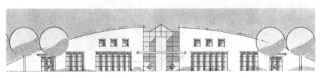

Das Dr. Max Otto Bruker Haus

165

men, dem Foyer mit der Glaskuppel und dem liebevollen Biogarten ist als eine Heimat für all jene konzipiert, denen körperliche und seelische Gesundheit, ökologische und spirituelle Harmonie Herzensbedürfnis und Sehnsucht sind.

Hinter dem eleganten Halbmondkorpus mit dem markanten Grasdach verbirgt sich eine Begegnungsstätte für Gesundheitsbewußte, Seminarteilnehmer, Trost-, Ruhe- und Anregungsbedürftige. Lesungen, kleine Konzerte, Vorträge, alternative Zusammenkünfte erwarten den Besucher. Der große Vollwert-Eßraum mit seinem Ausblick auf den sanften Hang, die Lehrküche, die Bibliothek, eine Sauna, eine Kneipp-Anlage, der Therapieraum der Therapeuten runden das Angebot zur körperlichen und geistigen Gesundheitsbegegnung ab.

Ausbildung Gesundheitsberater/in GGB

Die vitalstoffreiche Vollwertkost hat ihre Verbreitung, auch im klinischen Bereich, durch die unermüdliche Information und praktische Durchführung von Dr. M. O. Bruker gefunden. Um die Erkenntnisse gesunder Lebensführung und die

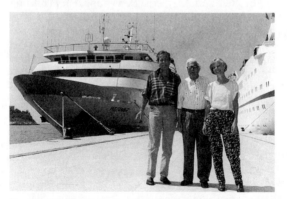

Dr. phil. Mathias Jung, Dr. M. O. Bruker, Ilse Gutjahr

durch falsche Ernährung provozierte Krankheitslawine ins öffentliche Bewußtsein zu rücken, bildet M. O. Bruker seit 1978 (im Rahmen der von ihm gegründeten „Gesellschaft für Gesundheitsberatung GGB e.V.") Gesundheitsberaterinnen und Gesundheitsberater GGB aus. Über 2000 haben bislang die berufsbegleitende Ausbildung bestanden und wirken in Volkshochschulen, Bioläden, Lehrküchen, Krankenhäusern, ärztlichen Praxen, Krankenversicherungen und ähnlichen Bereichen.

Auf der Lahnhöhe erhalten sie durch Dr. Bruker und sein Expertenteam nicht nur eine sorgfältige Grundlagenausbildung über die vitalstoffreiche Vollwerternährung und den Krankmacher der „entnatürlichten" (denaturierten) Zivilisationsernährung (raffinierter Fabrikzucker, Auszugsmehle, fabrikatorische Öle und Fette, tierisches Eiweiß usw.), sondern gewinnen auch Einblick in die leibseelischen Zusammenhänge der Krankheiten. Viele Krankheiten, diagnostiziert M. O. Bruker, sind leidvolle Folgen falscher Lebensführung und ungelöster Konflikte.

Anfragen zur Gesundheitsberater-Ausbildung wie zu den Selbsterfahrungsgruppen und weiteren Tages- und Wochenendseminaren sowie Einzelberatung sind zu richten an die Gesellschaft für Gesundheitsberatung GGB e.V., Taunusblick 1, 56112 Lahnstein (Tel.: 0 26 21/91 70 10, 91 70 17, 91 70 18, Fax: 0 26 21/91 70 33).

Fordern Sie dort bitte ebenfalls ein kostenloses Probe-Exemplar der Zeitschrift „Der Gesundheitsberater" an.

Der Autor Dr. med. M. O. Bruker äußerte sich zu weiteren Themen wie folgt:

Unsere Nahrung – unser Schicksal

Das Standardwerk der modernen Ernährungslehre. In klarer Sprache werden die wahren Ursachen der ernährungsbedingten Zivilisationskrankheiten genannt. Unmißverständlich wird aufgezeigt, daß es Interessengruppen gibt, die das in diesem Buch vermittelte Wissen mit aller Macht verhindern.

Lebensbedingte Krankheiten

Die geistige Haltung bestimmt, wie der einzelne mit den Belastungen des täglichen Lebens fertig wird. Mangel an Kenntnis und Erkenntnis kann zu Krankheiten führen. Konflikte und Streß bedrohen heute jeden. Wie Sie trotz aller Belastungen gesund bleiben oder wieder gesund werden, beschreibt dieses Buch.

Idealgewicht ohne Hungerkur
mit Rezepten von Ilse Gutjahr

Dies ist kein Diätbuch üblicher Prägung und enthält keine trockenen Theorien und kein Gestrüpp von Verboten, sondern hier wird eine ganz aus der Erfahrung geborene Methode gezeigt, die ihre Bewährungsprobe schon lange hinter sich hat. So unwahrscheinlich es klingt, nicht das Zuvielessen erzeugt Fettsucht und die begleitenden Krankheiten, sondern ein Zuwenig, d.h. der Mangel an bestimmten Nahrungsstoffen. So ist dies ein äußerst guter und praktischer Ratgeber für jeden Übergewichtigen und für alle, die ihr Gewicht halten wollen.

Stuhlverstopfung in 3 Tagen heilbar
mit Rezepten von Ilse Gutjahr

Selbst die hartnäckigste Stuhlverstopfung kann ohne Abführmittel geheilt werden! Durch einfache Nahrungsumstellung und Änderung der Lebensbedingungen kann jeder Stuhlverstopfte von seinem jahrelangen Übel befreit werden!

Herzinfarkt, Herz-, Gefäß- und Kreislauf-erkrankungen

Die Herz- und Kreislaufkrankheiten nehmen von Jahr zu Jahr zu, angeführt von der Todesursache Nr. 1: dem Herzinfarkt!
Die Ursachen hierfür können vermieden werden. Diese sind vor allem ein Mangel an Vitalstoffen durch die heutige denaturierte Kost.

Leber-, Galle-, Magen-, Darm und Bauchspeichel-drüsenerkrankungen

Die Leber ist unser großes Stoffwechselorgan. In den letzten Jahrzehnten haben die Lebererkrankungen außerordentlich zugenommen. Dies hängt damit zusammen, daß unsere Nahrung durch technische Eingriffe nachteilig verändert ist. Viele scheinbar unheilbare Lebererkrankungen können durch eine vitalstoffreiche Vollwertkost geheilt werden.

Erkältungen müssen nicht sein
mit Rezepten von Ilse Gutjahr

Erkältungen kommen nicht von Kälte, sondern beruhen neben falscher Kleidung vorwiegend auf mangelnder Abwehrkraft durch vitalstoffarme Zivilisationskost.
Immer wiederkehrender Husten, Schnupfen und Grippe müssen nicht sein. Abhärtung des Körpers durch Naturheilmethoden und Kneippsche Maßnahmen sowie vitalstoffreiche Vollwertkost bringen Abhilfe.

Rheuma – Ursache und Heilbehandlung
mit Rezepten von Ilse Gutjahr

Jeder 5. leidet heute an Erkrankungen des Bewegungsapparates (Rheuma, Ischias, Arthritis, Arthrose, Wirbelsäulen- und Bandscheibenschäden). Dies bedeutet für die Kranken: ständige Beschwerden, starke Schmerzen und hohe Kosten für Kuren und Medikamente. Die wirklichen Ursachen und die wirksame Heilbehandlung beschreibt dieses Buch und ermöglicht, sogar im späten Stadium das Fortschreiten der Erkrankung zu verlangsamen oder sogar zum Stillstand zu bringen.

Dr. M. O. Bruker / Ilse Gutjahr
Biologischer Ratgeber für Mutter und Kind

Wenn Sie vorhaben, Kinder zu bekommen oder schon welche haben: Hier finden Sie endlich alle Informationen, wie Sie Ihr Kind von Anfang an gesund aufziehen und ernähren können.
Gesundheit beginnt bei den Eltern schon vor der Zeugung und setzt sich fort mit dem Stillen und anschließend vollwertiger Ernährung. Auch zu Fragen wie Impfungen, Zahnkrankheiten und Allergien nehmen die Autoren Stellung.

Diabetes und seine biologische Behandlung
mit Rezepten von Ilse Gutjahr

Auch wenn es die offizielle Medizin noch nicht wahrhaben will: Durch konsequente Umstellung der Ernährung auf Vollwertkost besteht bei der Zuckerkrankheit (Diabetes mellitus) Aussicht auf erhebliche Besserung der Stoffwechsellage. Dies kann, je nach Schweregrad der Erkrankung, bis zur Befreiung von Tabletten und Spritzen führen.

Allergien müssen nicht sein
Ursachen und Behandlung von Neurodermitis, Hautausschlägen, Ekzemen, Heuschnupfen und Asthma

Der Titel des Buches signalisiert bereits, daß der Patient sich mit seinem Leiden nicht abfinden muß. Jede Allergie ist heilbar. Dies belegt der bekannte Arzt Dr. M. O. Bruker aus 60jähriger Erfahrung in Klinik und Praxis an Hand ausführlicher Patientenfallbeispiele.

Hilfe bei Kopfschmerzen, Migräne und Schlaflosigkeit

Die Bekämpfung mit schmerzbetäubenden oder beruhigenden Mitteln bringt nur Linderung für den Augenblick, stellt jedoch keine Heilbehandlung dar. Das Wichtigste ist, dem Patienten die Erkenntnis zu vermitteln, daß die dahintersteckende Krankheit zu heilen ist. Sobald die Ursachen bekannt sind, ist der Weg offen für ein von diesen lästigen Symptomen befreites Leben.

Zucker, Zucker…

„Zucker zaubert" – wirbt die Industrie. „Zucker zaubert – Krankheiten herbei", sagt Dr. M. O. Bruker. In diesem Buch zieht der Autor eine spektakuläre Bilanz zum Thema Fabrikzucker, von dem jeder Bundesbürger jährlich mehr als 42 Kilogramm verzehrt.

Dr. Bruker setzt den Schadstoff Zucker auf die Anklagebank für ernährungsbedingte Zivilisationskrankheiten wie Gebißverfall, Rheuma, Arthritis, Arthrose, Leberschäden, Gicht, Herzinfarkt, Schlaganfall u.a.m. In ungewöhnlich scharfer Weise attackiert er vehement die Verflechtung von Wirtschaftsgruppen mit sogenannten Wissenschaften. Der Autor entlarvt „Tarnorganisationen" der Zuckerindustrie, die er als „Wolf im Schafspelz" apostrophiert.

Dem Leser werden jedoch auch Wege aufgezeigt, die ihn aus diesem „Dilemma" herausführen können, denn – so der Autor – Gesundheit ist ein Informationsproblem.

Dr. M. O. Bruker / Ilse Gutjahr
Cholesterin der lebensnotwendige Stoff

Das Stichwort Cholesterin ist zu einem Schreckgespenst für Patienten, aber offensichtlich auch für Mediziner geworden.

Kaum ein Ratsuchender, der nicht besorgt auf den angeblich zu hohen Cholsteringehalt hinweist – auf den ihn leider ein anderer Arzt aufmerksam gemacht hat.

Ein krankhaft erhöhter Cholesterinspiegel ist lediglich ein Symptom, das auf Fehler in der Lebensführung hinweist. Diese müssen abgestellt werden. Cholesterin ist kein krankmachender, sonder ein lebensnotwendiger Stoff. Wird durch die Nahrung keine ausreichende Menge zugeführt, produziert der Organismus es selbst.

Dr. M. O. Bruker / Ilse Gutjahr
Wer Diät ißt, wird krank

Das Wort Diät stammt aus dem Griechischen (diaita) und bedeutet ursprünglich Lebensführung. Heute verwendet man diese Bezeichnung jedoch allgemein für eingeschränkte Kostformen und Diäten, die durch Verbote gekennzeichnet sind.

In diesem Buch wird nicht nur scharfe Kritik an verschiedenen Diätformen geübt, sondern es werden auch Wege zu einer ganzheitlichen gesunden Ernährungs- und Lebensweise aufgezeigt.

Dr. M. O. Bruker / Ilse Gutjahr
Osteoporose – Dichtung und Wahrheit

Überall hört und liest man, daß viele Menschen an Osteoporose leiden. Ist dies ein neuer Krankheitsbegriff?
Weder – noch. So gut wie alles, was man über Osteoporose hört und liest, ist falsch. Dies fängt schon bei der Bezeichnung an.
Bruker geht – wie immer – den Falschaussagen nach, stellt richtig, erklärt.

Dr. M. O. Bruker / Ilse Gutjahr
Reine Frauensache

Ist die Frau über vierzig ein Auslaufmodell? Wechseljahre – eine Katastrophe? Der Natur ins Handwerk pfuschen – vom Unsinn der Hormon„therapie". Frauenkrankheiten oder Wie der gebührenbewußte Arzt „unten gleich alles ausräumt". Die Sache mit der Pille – chemischer Dauerbeschuß auf einen wehrlosen Organismus. Schwierigkeiten mit der Periode – vom Segen der sanften Homöopathie und der Naturheilverfahren. Krebs – was hat das Carcinom mit falscher Ernährung zu tun? Probleme der Partnerschaft – Krisen der leibseelischen Befindlichkeit. Frausein im Wandel der Aufgabenstellungen: der Sinn des Lebens. Fragen, Informationen, Anstöße vom kundigen Kliniker Prof. Dr. med. M. O. Bruker und der Co-Autorin Ilse Gutjahr, Geschäftsführerin der Gesellschaft für Gesundheitsberatung GGB e.V., Lahnstein.

Dr. phil. Mathias Jung
Reine Männersache
mit einem Beitrag von Dr. M. O. Bruker und Prof. Hackethal

„Reine Männersache": Hart wie Kruppstahl – der Mythos männlicher Potenz. Mein Penis schreibt mir einen Brief. Der Mann im Umbruch. Das ganz normale Chaos der Liebe. Die Versöhnung mit dem Väterlichen. Die Sehnsucht nach der Stille. Der Mann und seine Spiritualität. Therapie, Männergruppe, Aufbruch.
Mathias Jung macht den Geschlechtsgenossen Mut: „Packen wir es an, Mann! Als bewegter, in Bewegung gekommener Mann lebt es sich weicher und frecher, offener und lebensverliebter, ökologischer und friedlicher, ‚Helden' hatten wir genug."

Dr. med. M. O. Bruker / Dr. phil. Mathias Jung
Der Murks mit der Milch

Scheinbar unstrittiges Allgemeinwissen um die angebliche Gesundheit der Milch, insbesondere der »unverzichtbaren« Milchprodukte und Industriemilchprodukte, wird als interessengeleitetes Lügengebäude entlarvt. Liest sich wie ein Krimi, – ist nur leider keine Fiktion.

Dr. med. Joachim Hensel
Über den Sinn des Leidens

Gedanken eines Arztes zum Umgang mit Krankheit, Leid und Tod.
Dr. med. Joachim Hensel äußert in diesem Buch seine Gedanken zu dem für uns alle unabwendbaren Thema.
Er will Mut zusprechen, trösten und ergangenes Leid mildern.

Dr. phil. Mathias Jung
Zweite Lebenshälfte
Mit einem Beitrag von Dr. M. O. Bruker: Die Kunst, alt zu werden

Was ist mein Glück? Wie steht es mit meiner Sexualität? Meinem Beruf? Meiner leib-seelischen Gesundheit? Meiner Lebendigkeit? Meiner Spiritualität?
Der Philosoph und Psychotherapeut am Lahnsteiner »Dr. Max Otto Bruker-Haus«, Dr. phil. Mathias Jung, lädt den Leser zur Reflexion über ein schönes Thema ein: die zweite Lebenshälfte als Kunstwerk des bewußten Lebens.

Dr. med. M. O. Bruker / Ilse Gutjahr
Störungen der Schilddrüse

In diesem Buch erfahren Sie alles über Aufgabe und Funktion der Schilddrüse, über mögliche Störungen und Krankheiten, deren Ursache und Heilbehandlung – und warum Sie Jodsalz dringend meiden sollten! Wußten Sie, daß die bundesweite Einführung von Jodsalz eine gemeinsam finanzierte Aktion von Pharmakonzernen und Salzherstellern ist? Was das nun mit Tschernobyl zu tun hat, und warum Deutschland gar kein Jodmangelgebiet ist …?

Dr. phil. Mathias Jung
Das sprachlose Paar

Viele Paare haben nicht gelernt, ihre Bedürfnisse, Ängste, Sehnsüchte zu benennen. Aus der Alltagspraxis paartherapeutischer Beratung analysiert der Autor typisch männliche und weibliche Beziehungsdefizite. Er macht Mut: »Liebe ist Produktion, Arbeit an der Beziehung, am Charakter.«

Dr. med. M. O. Bruker / Dipl. Ing. Rudolf Ziegelbecker
Vorsicht Fluor

Alle Fluoridierungsmaßnahmen sind gesundheitsschädlich. Gegenteilige Aussagen stammen aus dem Lager wirtschaftlicher Interessengruppen. Ein wichtiges Buch für alle verantwortungsbewußten Eltern! Dieses Buch ist aktueller denn je, weil die Fluoridbefürworter wieder verstärkt zu ihren alten Zwecklügen greifen.

Ärztlicher Rat aus ganzheitlicher Sicht

Aus über 60 Jahren Klinik- und Praxiserfahrung gibt der bekannte Arzt Antworten auf mehr als 1000 Fragen, von A wie Allergie bis Z wie Zuckerkrankheit. Ein Nachschlagewerk, zusammengestellt auf der Grundlage von Patientenanfragen und aktuellen Diskussionen.

Ilse Gutjahr
Iß mein Kind
Vollwertkost vom Stillen bis zum Pausenbrot

Spätestens im Kindergarten verlangt Ihr Sonnenschein nach Big Mac, Schokoriegel, Gummibärchen usw. Was können Sie dagegen tun? Ilse Gutjahr präsentiert Erfahrungen von Eltern und schmackhafte, unkomplizierte, kindgerechte Vollwertküche.

Ilse Gutjahr, Erika Richter
Streicheleinheiten
Von der Kunst, schmackhafte Brotaufstriche zu zaubern

Leckere Brotaufstriche sind wahre Streicheleinheiten, und ... sie sind gesund! Zusätzliche Brot- und Brötchenrezepte machen dieses Buch zu einem Geschenk für verwöhnte Gaumen. (Mit zahlreichen Fotos und Abbildungen)

Ilse Gutjahr
Das große Dr. M. O. Bruker Ernährungsbuch

Ein bildschönes klassisches Praxisbuch ganz im Geiste Brukers.
Zahlreiche Farbfotos. Einfache Alltagsgerichte und leckere Besonderheiten.
Medizinischer Rat und brisante Hintergrundinformationen machen
dieses Buch zu einem spannenden Bestseller.

Waltraud Becker
Lust ohne Reue
200 Vollwert-Rezepte ohne tierisches Eiweiß

Vollwertkost ohne tierisches Eiweiß bedeutet zukunftsweisende Eßkul-
tur aus gesundheitlichen und ökologischen Aspekten. Allergien, Neurodermitis, Ekzeme, Heuschnupfen, ständige Infektanfälligkeit und
Rheuma sind durch Ernährung zu bessern. Das Rezeptangebot reicht
von deftiger Hausmannskost bis zu Festtagsgerichten.